U0121523

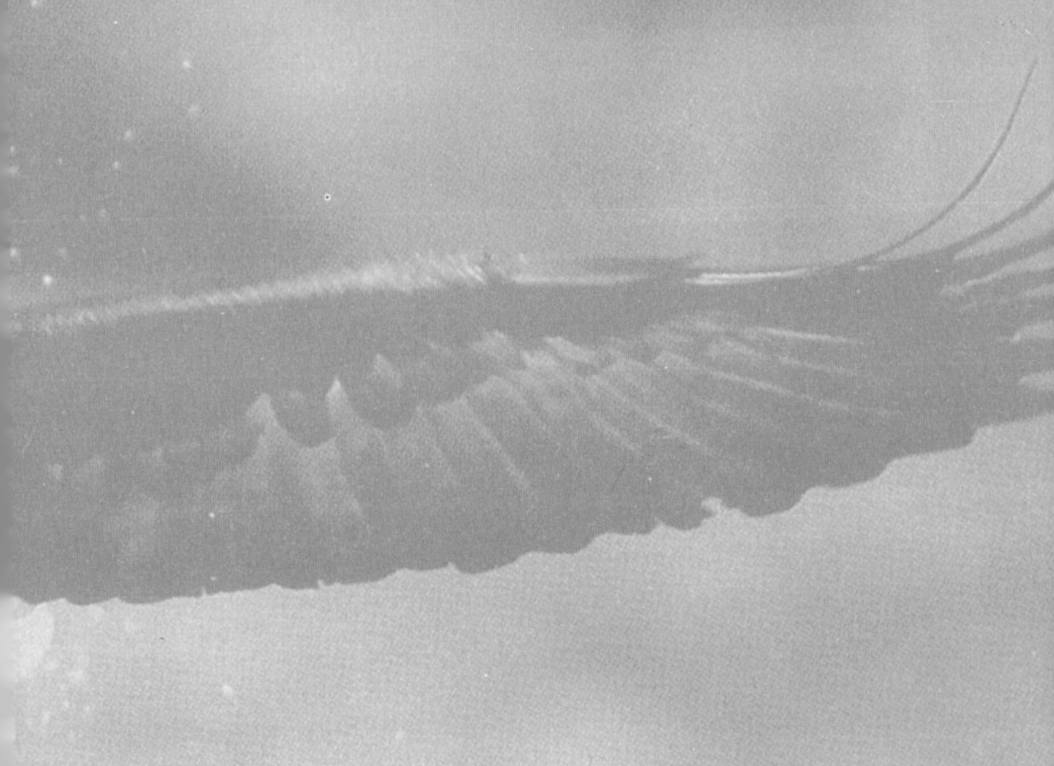

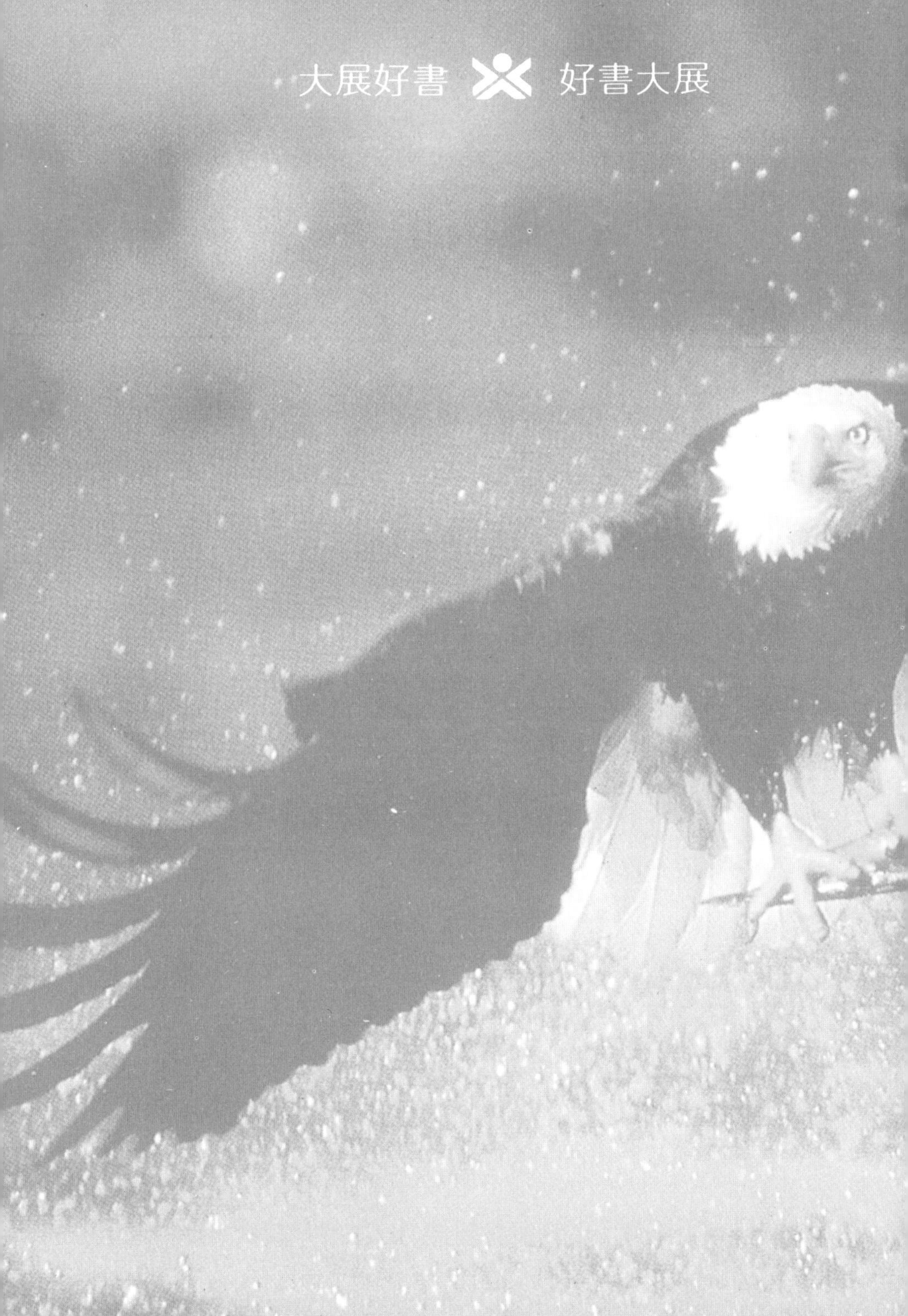
大展好書 好書大展

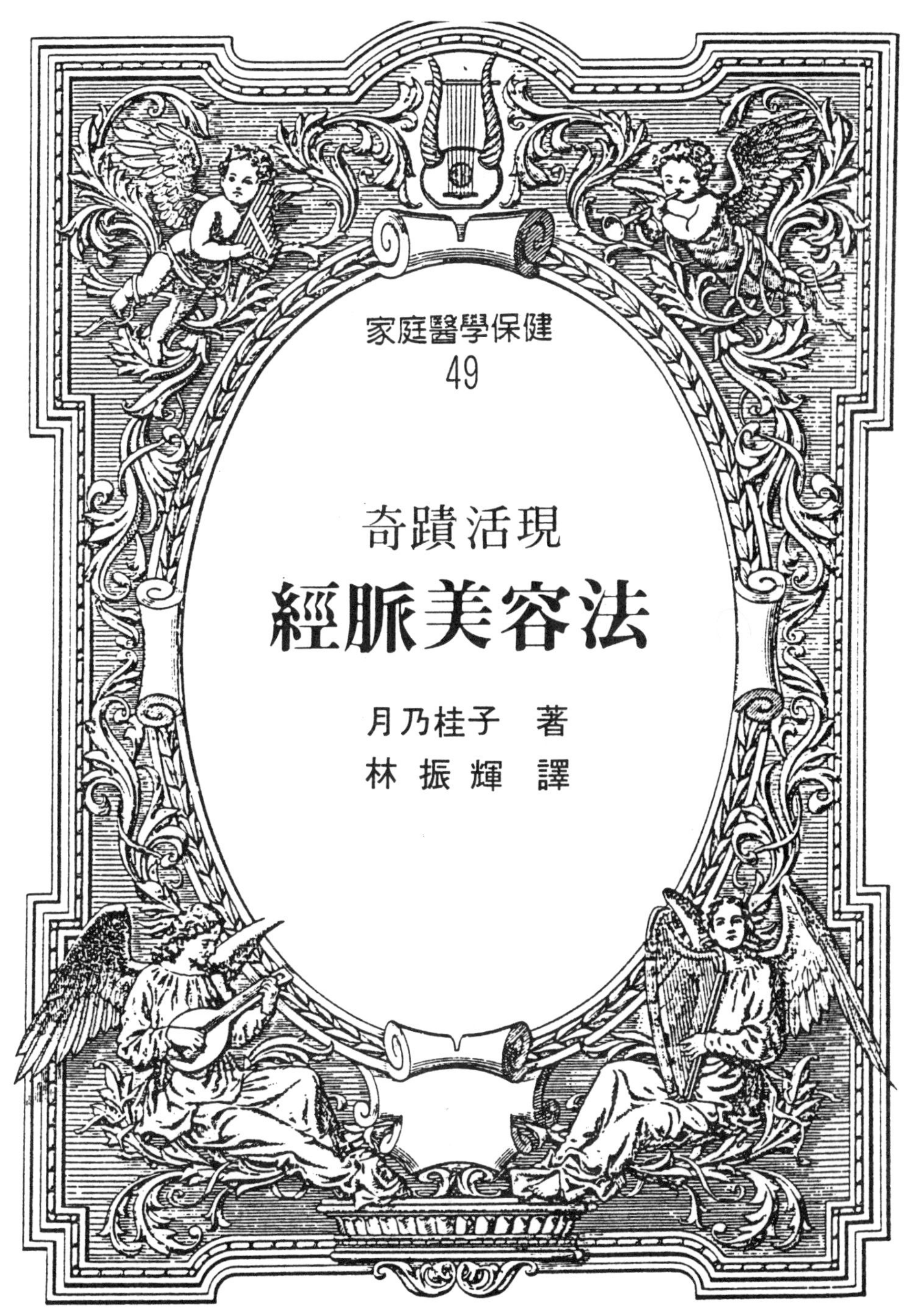

家庭醫學保健

49

奇蹟活現

經脈美容法

月乃桂子 著

林 振 輝 譯

世界的專家們爲之拍案驚奇！

序文……首次令人們驚訝的美容法

自從我從事於「創造女性美」以來，已經進入第二十個年頭了。我身邊所接觸過的女性高達數萬人以上。而且，我還解決了許多人在美容方面的煩惱。我和爲面皰煩惱的小姐們分憂；擁抱除去雀斑而改頭換面的美艷太太，分享她們的喜悅；鼓勵因肥胖而哭泣的女學生，勸她們勿自暴自棄；我時常分擔她們的煩惱、分享她們的快樂。（剛開始的時候，我滿懷自信的認爲，這個人本身長得相當夠水準，如果依照我正確的美容理論和超群的技術來實施美容術的話，絕對沒有不更美艷的道理，可是……）。

在我開始從事美容工作的那段期間內，我深爲一些無論如何都無法解決的難題所困擾。經過不斷的研究、剖析之後，終於從這些題中發現了一個最重要的心得，那就是，一個人的美貌與否，完全取決於她自己本身之努力，身爲美容師的我，僅能從旁輔助她們而已。所以，到現階段爲止，在一些美容的難題上，我已獲致某種程度上之徹底解決方案。可是尚有不少疑問困擾着，諸如；已經痊癒的雀斑，為什麼又再度出現呢？又，花費了最大的心力施予美顏術，為什麼有某些人就是無法變得更迷人呢？歸根究底研究起來，原來是這些人的日常生活方式有問題。那麼，這些造成美容上問題的原因，到底是隱藏在何種生活方式當中呢？

當然，用餐、睡眠方法、運動不足或肌肉鍛練方式的錯誤等等都是造成美容問題的成因，但是，還有其他比上述諸項更嚴重的問題存在。

也就是說，造成「不美麗」的最大原因乃是神經的「不平衡」，心理上的壓迫感和緊張感造成自律神經的不調和因而導致「不平衡」。（心理的壓迫感——原文Stress，加拿大的生理、病理學家漢斯所創的醫學名詞，本指因寒冷、外傷、疾病或精神上的緊張而在體內產生的一種特異性的防禦反應。隨着交感神經的緊張，引起副腎髓質的腎上腺素之分泌，以及腦下垂體的ACTH的分泌，甚而引發副腎皮質荷爾蒙分泌的增加。——又稱適應症候群或警告反應。）

寂寞感、心情哀傷、發脾氣、工作上用腦過度，以及各種感情的錯雜等，在個人不知不覺中累積成心理上的「壓迫感」，而影響到自律神經，甚至於體內的臟器或器官亦因之而變形扭曲，基於此種誘因；造成皮膚表面出現了極輕微的雀斑，老化肌或是極小的皺紋以及莫名所由的小疙瘩等等。

這些「微恙」並非嚴重的疾病，但有這些小東西停留在身上總是不舒服。我們必須確認一點，一個人情感上的明暗變化之鎖完全掌握在個人自身。因此，在可能範圍內，我儘量與來訪的美容顧客做廣泛的交談。並且徹底的指導她們實行必要的「日常生活美容法」（Living Beauty）

因為，真正的美隱藏在個人的日常生活之中，美艷與否，取決於您自己本身。所以，為了使您更動人，首先必須從開放您的心胸開始出發。

悲傷沒有強隱在內心的必要，當妳想哭的時候，無妨放聲大哭一場，盡情的發洩。或者胸中為某事而感到痛苦的時候，應該找個對象，將心中的鬱悶傾吐一空才是。遇到值得歡愉的事，心胸暢快時，更應該開懷朗笑。要是因寂寞而悶得慌的時候，無妨緊抱着自己的身體，將自己縮成一團吧！

我發明了一種名叫「自我催眠曲」的運動，現將作法簡介於後：膝蓋彎曲，兩手緊緊的環抱住兩膝，全身捲曲蹲着，持續約三十秒至一分鐘，直到力盡的瞬間，兩手放開，然後鬆懈全身的力氣，成一大字平躺於地板上，這不是什麼複雜的動作，任何人都可很容易的就學會。可是，就我個人本身來說，靠着這個運動，我可以把心內所有的煩惱，全部的拋至九霄雲端之外。如果不是得到了這種舒暢的開放感，或許就不會有今天的我也說不定。

心情的寧靜可以促進自律神經的正常，自律神經的不調和不僅有損美麗，甚且會導致心理的不平衡。

「經脈美容法」——在這種方法裏面，隱藏着美容上絕對的價值。經脈美容法特別徹底的指導日常生活美容。從身體的內部創造外表真正的美麗，這就是經脈美容法的真正意義所在。從身體內部創造外表真正的美麗，經脈美容法不是盲從別人的方法，而是一種與舊式美容法完全相反的一種新式美容理論。

我由衷期望能以一個「動人的女性」渡過我的這一生。人有愛美的天性，而每個人亦都喜愛動人的女性，不美的女性，不會讓人有憐惜的感覺，我對女性最大的願望乃是使妳讓別人產生憐愛心。動人的女性，更年青、更高度的女性美，這是妳所要追求的，本書就是要奉獻給所有追求女性美的女性們。

妳一定會更迷人，一定能夠比現在更漂亮。本書卽是不斷的介紹妳這個信念。如果妳手上已拿了這本經脈美容法，首先請妳務必要有「我一定會更迷人」的信心。有了信心之後，妳還要相信「我會變得更迷人」。最後只有兩個字：「實行」……。三個月以後，出現在鏡中那位美麗的肌膚，迷人的身材的女性，妳會懷疑：「這個女人真的是我自己嗎？」

妳手中拿的這本經脈美容法，就如同妳邁向真正的美麗女性旅程的一張護照一樣。我——月乃桂子親自向妳保證，經由經脈美容法，妳一定有絕對動人的女性美。

月乃桂子

目錄

序幕……閃耀於世界美容大會(CIDESCO)的經脈美容法

※以往的美容術完全錯誤

為何經脈美容法贏得狂熱的反應和最崇高的評價

「日本，月乃桂子夫人」，「日本，月乃桂子夫人」……

唱名唱了第三次以後，我才警覺是在叫我的名字，於參加世界美容大會代表們的熱烈掌聲中，我走向舞台……。

我從國際美容大會會長勞德博士的手接過美容獎章，然後接受他熱誠的擁抱跟強有力的握手。我贏得一九七五年度的國際美容獎，以及各國美容委員會會長的讚詞和激勵，在另一次熱烈的掌聲中，我緩緩的步下舞台。

西元一九七六年八月二十四日，於維也納召開的第三十次CIDESCO（Comite International D,esthe;tique et de Cosmetologie ——國際美容委員會）大會上獲得國際美容獎的我，是首次榮獲此一殊榮的日本人。

這件事要從大前年說起，當時第二十九次的CIDESCO大會在雅典開幕，我在大會上發表一篇論文，題目是：「應用東方的經絡理論而安定自律神經，提高女性美的全身美容法」。我以此一研究報告而奪得一九七五年的美容獎

CIDESCO是由醫學（Medecine）化粧品學（Cosme tologie）、美容學（Esthétique）等三部份的專家學者，為了追求女性美而召集的國際性組織。

西元一九七五年八月，我在雅典的CIDESCO大會上發表的題目：「經脈美容法」，引起了激烈的反應。

大會准許我報告的時間只有四十五分鐘，其中放映影片跟解說三十分鐘，而實際示範表演十五分鐘。在如此短暫的時間裏面，要想讓與會的世界美容專家們理解我十幾年來的研究心得和成果根本是不可能的。在座的專家們有世界一流的化學家、醫生等。他們每個人無一不是擁有三十年、四十年、甚至五十年以上經驗的各行各業的資深老前輩，以我未滿二十年的研究所得，根本無法與之相抗衡。

雖然在日本國內時，我曾經有過數十次的當衆演講體驗，但這一次的演說却是我生平最難熬的一回。儘管我想裝出泰然自若的神情，但緊張的神經在全身各處迴刺着，連我自己都能很清晰的感受到此種如坐針氈的刺痛感。

演說完了的瞬間，全場的燈光倏地大放光明，在燈光下，我才初次發現，原來場內是爆滿的。廳內座無虛席，聽衆人數超過一千人以上，甚至還有一百多人是站着的，他們都在靜聽我的發表。短暫的寂靜後，接着是滿場熱烈的掌聲。

在數十組的專題報告之中，我的題目是最不為與會人士所關心，而且我剛上台演說時，台下的聽衆人數更是疏疏落落，在此種情況之下，我完全沒有預料到，最後竟會引起如此狂熱的共鳴，關心和理解，甚至獲致最高的推崇。在歷久不衰的喝采聲中，我步下舞台，從四面八方湧來的握手和擁抱如雨點般地落在我身上。身材纖小的我受到高壯的歐美人士之包圍，甚至差點有窒息之感。

這些蜂湧而來的人群裏，有期望我到他們學校去任教的希臘校長和法國人，亦有請求我去做美容指導的歐美各國之美容協會會長，還有一位伊朗的女性美容專家欲聘請我到該國去，更有許許多多熱情的人士們，希望能夠讓他們的女兒進入我的美容研究所研習。

處在這種場面中，我心中有說不出的感激，但却有一股寒意直衝上背脊，也就是說；有一種：「啊！接下來我要怎麼辦才好呢？」的緊張感。日本式的美容方法終於有輸出的可能了。此種美容法必須要基於正確的技術和理論上，而傳達與世界上的每一個人身上才行。大概就是因為這種責任感才使我感到莫名的心寒吧！

現代的醫學上仍然遭遇到許多不明所以的未知領域之阻撓，處在「並非是生病的病人」仍層出不窮的今天，要重新估計東方醫學體系之價值，似乎是現代醫學所必行的最大之趨勢。我也特別感謝世界上的有心人士們，雖然美容術在醫學的領域上是微不足道的，但是這些有心人却能夠轉移他們的注意力，正視我所研究的，以東方式的理論為基礎的經脈美容法。

這一次我之所以能夠獲得國際美容獎的授與，乃是國際美容委員會一年來審議的結果，由於我的理論之根據和正確的技術獲得最高的評價，所以才將今年的美容獎頒贈與我。一方面也由於東方醫學的剖析是世界所有學識階層所關心的事情。為了美容方面的需要，理學美容法對東方醫學的理論加以解析，以及應用、發展，除了這股熱切的意願之外，我還覺得，我必須擔代起更新的責任和義務來推動我的理學美容法。因為，世界上的美容專家們正期待它的表現，而且，身為讀者的你也更期望着本書的解說吧！

令外國專家們側目的經脈美容法

我遠在得獎以前，卽想更進一步的探究經脈美容法的真正價值到底何在，並願更廣泛的嘗試我自己本身（月乃桂子的手部系統——HAND，System　）的技術。完全由於此種慾望的驅策，才有今天的成績出現。

在世界上，有許許多多的國家，早已確立了各屬於他們自己獨特風格的有關美學方面的理論（美學——ASTHetik—德、Esthetique—法），各國亦擁有為數不少的優秀美容專家。另一方面，追求美麗的女性之人數，其數量更是無從估計。

而在日本國內，以我自己主持的理學美容研究會來說，對於美容講座方面，我懷疑本身所擁有的能力到底有多少，我所急需瞭解的是：世界上的美容專家們所做的是什麼樣的工作，以及他們所建立的理論體系已到了何種程度！另外，為了追求女性美，世界上的女性們在美容上所迫切需要的是什麼東西？相對的另一方面，「我絕對不服輸，就算有多麼困難，我一定要將我深信有效的美容法介紹到國外去」，這種信念，充滿我整個心靈。

西元一九七四年九月，我為了跟世界上的專家學者們技術交換，以技術印證的名義，另一方面，為要體驗社交界婦女在外的活動而取得別人對我的評價，所以利用三個月的時間，獨自外出旅行，傳播理學美容法。當然我的目的乃是西方人能夠認同我的經脈美容法，但我更期望或許能有更出乎意料的結果。

此一想法對我自己是極大的挑戰，除了以理論辯戰，並公開技術，嚴謹的一決雌雄以外，再也沒有其他任何辦法可以推銷我的經脈美容法了。

剛抵達巴黎的時候，立刻就有某位醫生要求和我舉行技術印證，這個挑戰對我來說是一個極佳的機會。在歐洲方面，他們把按摩師也叫做醫生。至少，這種所謂的醫生，在按摩這一行業也算是頂尖的專門人物。

對方是體重在八十公斤左右的壯漢，比我還要高大好幾倍，但是我不能輸給他。接着是進行技術的表演。

他突然「叭！」地一聲站起來，生氣的大聲叫道：「幹什麼？妳現在用的是什麼東西？」被這突如其來的舉動嚇得目瞪口呆的我，慌張的用半生不熟的洋濱腔英文結結巴巴的說：「沒有，沒有，只是我的手而已！」我把五根指頭伸開在他面前讓他看，當然我的身邊有位法文翻譯員，但他並沒有及時翻譯我的話。

因為面對新的事物，任何人都有一種不信任的拒否心理，我猜想他的心理一定認為：「她一定是在用電療法吧！」但我還是猜不透他幹嘛會這麼緊張。我站起來後，面對着正在注視我的手的他，然後用同樣一隻手施行刺激法讓他過目。他一再的仔細端詳我的手，說了一句：「噓，貝安，（與英文的很好同意之法語。）」高興的跟我握手並抱住我的肩頭，表示對我的信任。

我當時使用的是經脈美容法的手部系統（利用手指的刺激法），這是一種應用手指將一點或是某種區域面的波動刺激（Vibration），推送至按摩的目的部位之手法。當時我從他的脚掌內部開始，沿着腿部的內側，慢慢的按摩至下腹部附近，大概是我的這種波動按摩法使他驚慌吧？這就是經脈美容法之中的腎經直線的按摩法之技巧。經脈美容法本身即包含着這種特異的神秘性。

身高六尺以上的壯漢，站立在未滿五尺的我面前大聲咆哮，而且又反過來高興的擁抱我……。像這樣子的，透過與各國的專家們的技巧交流，並且經由對各地社交界名媛的實施美容術當中。我對自己更加具有信心，同時也促進了新的發現，甚至於；在此次的印證技術旅行裏，我已經找尋到經脈美容法今後所必須進行的方向了。

世界的美容專家們渴望此種技巧

在本書前面幾頁及以後將會出現一個名詞——美學（Esthetique）這個字眼我們可以直譯為「審美」或是「審美觀」。或者我們可以將此字的意思，更進一步的解釋為追求美貌，探究美貌的真諦，以及熟悉女性真正的內在美。

此外，按摩擦揉法，乃是尋求「美」，研究美的真諦，以及留意身體狀況的一種運動法。亦即，身體的按摩擦揉法（美學按摩擦揉）乃是為要追求美貌的一種包含着保護、修飾或監督等在內的日常生活運動。

為要達到此一目的，美容專家們對顧客實施技術性的美顏術時，一定要給對方絕對地的滿足，並讓她產生舒適的快感才行。要使對方獲致某一程度的美貌，非得有正確性的指導不可。另外；在妳自己本身（亦卽追求更美的妳自己）方面來說，更需時刻注意，要想得到某種水準的美貌的話，妳也需有相當正確的美容生活管理才成。

在東方國家之中，人們對於「審美」這個名詞的含義，仍然未能十分的瞭解。「審美」此一字眼，簡單的說就是我們平常所說的「美容」。但是一般人卻具有非常嚴重的錯誤觀念，許多人深信，所謂美容這一回事，只是外表上天生性附加的美貌而已。這是誤謬的想法，其實，美貌與否，端視妳自己本身是否處理得當。只要是身為女性，每一個人都可能變得更美貌的。要促使自己更美麗動人的第一步驟是：妳一定要意識到女性就是女性，每個女性都有追求更美艷的權利。

美艷是從我們日常生活之中取得的。身為美顏師的我們，只是站在輔佐的立場上，指導妳們更正確的美顏技巧而已。女性本身，掌握着追尋美貌的責任和義務。而且妳有絕對的權利。這就是我的信念。

經脈美容法由於在世界大會上得獎的機緣，終於使此種美顏術為世界上從事於美容工作的人士們之接納，無數人邀請我做個人性的指導。瑞士等國，甚至由政府出面，欲正式採用經脈美容法。

對我本身而言，此次的得獎，經脈美容法得以被認同，乃是無上的榮譽。我深信，針對經脈美容的信條，以及關於女性美的理論是相當正確的，我願以任何東西換取這份由衷的喜悅。我堅信；理學美容是我此生的全部事業，直到我生命終結的那一天為止，我都要以精誠的熱忱當一個美容師，這不但是值得高興的工作，同時也是一種光榮的工作。

雖然今天經脈美容法已風靡了全世界，但是擺在眼前的却有更實際的問題：「我到底已經讓多少女性更美麗了呢？目前在日本，仍有許許多多人正在追求美貌，也正為美容的難題而煩惱之中。日本人本身比世界上其他各國的人更需要我的經脈美容法。」這種想法佔領了我整個心靈。

三個月之內解脫妳的煩惱

西元一九五六年，我—月乃桂子，二十三歲，身高一百五十四公分，但却是一個為六十七公斤重的肥軀而煩惱的少女。為尋求減肥秘訣，我到了理學美容研究所，拜在川崎亨二先生門下為徒，開始步入理學美容研究之途。那個時候，從學生時代開始，我卽參加學校的新戲劇活動，畢業之後立卽正式參加劇團的演出，前後共有六年之久。在年齡上來說已是較為穩定沈着的年紀，並且有較多餘裕的心情觀察社會上的形形色色。

經過川崎老師的指導之後，在無損健康的情況下，於一個月當中，我成功的減少了五至六公斤的體重。這在當時而言，是相當令我驚異的成效。川崎老師並曾說過：「女性美卽在於恢復女性原來的面目。所謂的美並不僅限於女性美，因為世界有不美的事，所以才有美醜之分，更因不美而襯托出「美」。再如；由於有「惡」的一面，才有善的存在，有虛無，才能發現真實的價值。要分辨至真、至善、至美的境界，不但是要觀察個人的生活方式，同時這也是關係到文化背景的大問題。」我深為川崎老師的這一席話所感動。

當我不必再為減肥而實行全身美容的時候，在不知不覺之中，我轉而站在追求女性美的立場上而努力。不顧父母親的極力反對，我一方面打工賺錢，一面參加劇團的演出，並為追求"美"而埋頭苦幹，這就是我執着熱衷、永不服輸的硬脾氣。原本以為很簡單的理容研究法，事實上却較我想像中的更深奧。不知不覺之中，時間一晃就是二十個年頭。

對於一些幾乎是我自己以前也同樣面臨的難解之煩惱，現在我可以很有自信的對我的顧客下斷言，保證她：「我能夠完全解決妳所有的煩惱，妳一定會更漂亮的。」

這種經脈美容法，是理學美容研究裏面所提倡的衆多美顏術之中，最具效果，而且能經由妳自己本身實行的一種美容法。當然，如能加上使用機械的美容法、或運動、以及心理上的精神安定法的話，不用說，一定可以倍增立竿見影效果。

請妳抱定「我會更美麗」的信念，而每天正確、有恒的實行每一步驟。經過三個月以後，妳會讓所有的美容專家們感到驚異稱奇，因為妳已經變得更美麗動人了。

第一章　妳！越來越動人

※根據科學方法公開臨床實證效果

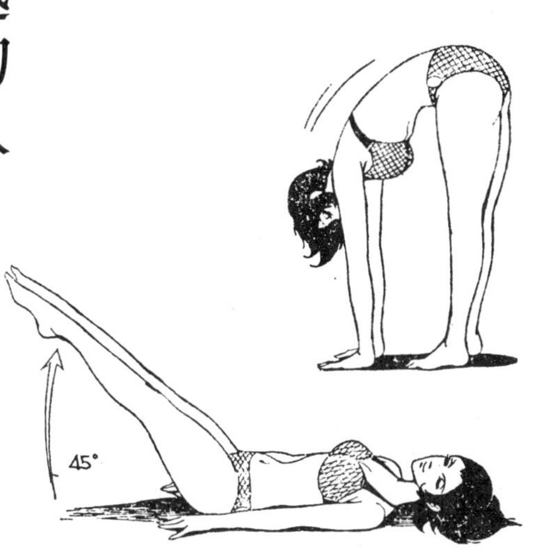

經脈——發現其中之秘密

支配皮膚每一個脚落的自律神經

所謂美麗的肌膚是指：永遠都非常細膩、嬌嫩、以及富有彈性的肌膚而言。而健美的軀體是指：從豐滿的胸部開始，描繪出一條順暢的曲線到達如葫蘆形般地細腰，然後經過渾圓的臀部連接腿部的一連串曲線而言。我們通常所謂的姣健相稱的標準身材，就是指身體各部份的曲線均相當平衡的女性而言。

我們要知道，只要是身爲女性，任何人都有與天俱來的這種美膚和嬌軀，萬一您的美有所損害的話，那是因爲您自己本身在身心的某些方面有所不平衡所導致的，如果您原本是健康的，那即是說，由於您內心某方面的不均衡，妨礙了您變得更美的機會。

世界保健大憲章（WHO）對健康所下的定義是這樣的：「所謂健康是指在肉體上、精神上、及社會關係上都處在於一種良好的生存狀態，健康與否；並不僅指肉體上的疾病或虛弱的情況而言。」

僅只稍損美麗的微度之「不健康」，絕對不是因疾病而引起的。當然，更不會導致生命的危險。但是當您的美麗卽使稍稍受損的話，不是嚴重的威脅到您的〝美容生命〞了嗎？因爲美容生命對女性自身而言，是她們一生中最重要的〝生命〞。

某一天，有位二十八歲的女性來到我的美容中心，她斷斷續續的告訴我一段令她傷心欲絕的往事。

那是某次公司同仁聚會的宴席上，一位男同事對她說：「喂，妳的臉頰上有一個黑點哦！」然後將自己的手帕遞給她，要她將臉頰上的黑點拭去。但她自己的心裏却非常明白，所謂的〝黑點〞是怎麼囘事！

從一年左右以前，她的臉頰卽出現雀斑，她自己也注意到了，剛開始的時候，只要稍加化粧，就很輕易的掩飾過去了。可是，直至最近，頰上的斑點愈來愈濃。當她聽到同席的該位男士如此說後，急忙慌慌張張的撞入化粧室裏去，刻意在臉上更加的濃粧艷抹，她告訴我，當然她眞想立刻的逃出那個宴席。

以這個實例而言，如果以WHO的健康定義來看的話，應是屬於不健康的。因爲我們不能說「她在精神上及社會關係上都處在一種良好的生存狀態。」當然，這位女性臉頰上產生雀斑，是有其「遠因」存在的。約在一年前的冬天，她去滑雪時皮膚被曬黑（滑雪時，雪面反射陽光所致），從此以後，曬黑的皮膚轉變成色素的異常沈澱，形成雀斑而殘留在臉頰上。

由此，我們可以發現：從外部而來的影響導致皮膚表面產生某種麻煩，我們絕對不能忽視。比如說，我們每天都用肥皀洗臉，如不再加以保養臉部的話，久而久之，皮膚當然會變得乾燥。又如，如果您每天比別人多吃兩倍的飯量，那麽，您會肥胖是理所當然的事。

不過，上述所提那些由外來原因造成的結果，我們可以儘量完全避免去接觸這些外來的因素，或者利用某些應變的方法，卽可以很簡單的解決外來的問題。加上美粧技術突飛猛進的現代，幾乎沒有一個女性不懂得如何去美化自己。我想，我這麽說應該不會太過份吧！

反過來說，因爲身體的內部所引起的美容問題而言，一般人皆會自暴自棄的認爲：「有什麽辦法嘛！這是體質的關係。」「同樣吃這麽多的飯，就只有我會發胖，我是屬於容易發胖的體質的。」要不然就是：「無論我怎樣擦美容霜，皮膚永遠這麽乾燥，我是屬於乾性皮膚的體質啊！」

我所研究的經脈美容法，就是要將這些由體內而來的問題，做根本上的解決。所謂易發胖的體質——造成發胖的原因，許多是因爲皮下脂肪代替能量的機能衰退，或者是荷爾蒙的分泌異常發展所致的。

此外，臉上表面皮膚的乾燥，或者是雀斑、皺紋、酒刺、面皰、皮脂漏性肌膚等等，都是因爲體內某一部份的機能衰弱所造成的。如果能將體內的這些機能更加強化，導向正常化時，一定可以完全解除皮膚表面的痲煩。

經脈美容法到底有什麼魔力可能解決上述的問題呢？讓我進一步做更詳細的解說吧！

通常，女性的身體被稱爲：全身都是性感帶。在「性」方面而言，女性雖不如男性那般具有攻擊性和積極性，但在皮膚上的接觸方面，女性要較男性來得敏感，”快感“的持續亦比男性久，這是男性所望塵莫及的。

從我深入美容這一行業之後，我深知：皮膚表面接觸時的快感所產生的滿足，是提高女性美的最大關鍵所在。於是我潛心致力於研究對皮膚表層的直接刺激，也就是應用手指頭所施行於皮膚的各種刺激法（Hand System）。當然，甚至有好幾十次，我親自躺在實驗台上，做臨床的實體試驗。此後，透過對於許多婦女的實驗，不斷的累積經驗和理論，我更確認：施加刺激後，能加強受驗者皮膚的反應，越來越多的事實，加深我對自己理論的信心。

可是，雖說女性全身都是性感帶，但也不能說在女性身體上的任何部位施與刺激都是有益處的。而是僅限於：「引起對方產生快感的同時，須考慮到各個內臟器官能夠抑制（Control）的場所和方法」。這就是我長久以來所追求的主題。

在五年以前，我終於研究完成了：「縱佈在皮膚表面附近的經脈線和經脈區域」以及「沿著經脈線的固定方向之刺激法」。這種方法就是我所說的經脈美容法。

焦躁和不滿對美容的影響

內臟、內分泌腺以及血管等器官之所以能產生作用，發揮效果，這些器官的運行，完全由自律神經支配著，大多數的自律神經是我們的意識無法命令的神經。比如說，胃部的消化不良，你想讓胃部的消化作用更加有效率，儘管你絞盡腦汁命令胃部更靈活，但你的消化情形，並不會有絲毫改變的。因爲自律神經並不是聽命於腦部的。

我們在前面已經屢次提及，自律神經分佈於皮膚的每一個角落上，所以，如果內臟的某一部份的作用失去平衡時，立刻會在皮膚表面出現不良的影響。因此，我們可以斷言，肌膚表面的麻煩，面皰、雀斑、或皺紋，都是透過自律神經，經由身體的內部抵達肌膚表面的〞身體內部不調和的徵象〝。這一點我們不可不注意。

如果內部器官的不調和演變成〞疾病〝的話，最好是能夠立刻去找醫生治療。

但是，僅僅是引起皮膚表面產生小問題的輕微性器官不調和，我們大可不必大驚小怪，在許多情況下，我們可以刺激自律神經，使它們的活動更加亢奮，卽可將器官的作用導入正常化的階段。

心理上的焦燥感和緊張感，相對的亦會導致自律神經的不平衡，自律神經的不平衡，常常會給予心臟等的內臟機能相當嚴重的壞影響。

最近，醫學界方面也已發現了：「積壓緊張感足以引起肝臟機能的障害」，精神上的不安定會促使內臟機能的衰弱，到了最後，情況惡化則引致疾病的產生。

常有不少因爲濕疹、雀斑、過胖而煩惱不已的女性到美容研究所來找我求教有關美容的各種難題，除了指導她們正確的方法之外，我還注意到下面另外一件值得注意的問題。

這個問題就是：「凡是爲皮膚表面的不適或身材不相稱而煩惱的女性，事實上;她們之中大多數，心裏上都累積了許多不滿以及難以向他人啓口的某種心理的痛苦，因此，她們的神經皆在相當不安定的狀態之下。」

自律神經通常是由一對具有正反兩種作用的交感神經和副交感神經所組織而成的，圍繞在全身每一個部分上。正副交感神經的作用卽在於：如果一方的作用促使活動激烈（亢奮）時，則另一方面的神經則壓抑（抑制）亢奮，使之平衡。

它們之間的各種作用，並不特定何者掌握亢奮作用，何者掌握抑制作用。而是由各個”器官“和”腺“來決定亢奮或抑制作用。但是，對於與美容上有深切關連的內臟器官或內分泌腺而言，交感神經的抑制和副交感神經的亢奮作用，能夠予美容上非常良好的影響。

這一對正副交感神經互相處在一種”平衡“的狀態之中，如果正副交感神經平衡的話，當然

情感變化可左右神經

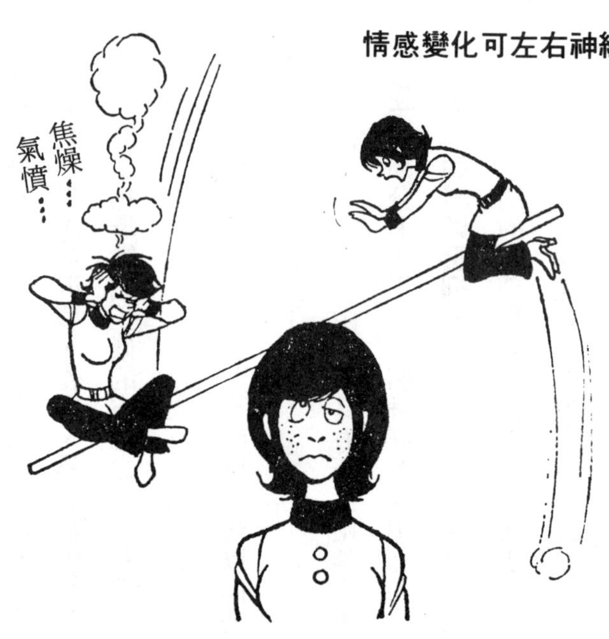

是相當可喜的一件事。可是，此類神經很容易即被感情的變化而左右，感情變化立刻會產生不平衡的現象。

例如說：因心情急燥而引起的憤怒或憎恨之情感，足以導致交感神經的緊張，此種緊張的神經又強力的支配交感神經的抑制作用（此處交感神經的抑制作用是指與美容有深切關係的內臟機能而言），而引發各個內臟機能的衰退或異變。

像這樣子，不論是身體的機能衰退或異變導致自律神經的不平衡。亦或是因感情的明暗引起自律神經的不平衡，而導致身體機能的衰退和異變等等結果。事實上最重要的問題乃是端視我們能否有效的控制自律神經。

要想安定自律神經——經脈美容法所追求的卽是此一目的。欲控制自律神經絕對不是一件困難的事情。經脈美容法就是爲了達到這個理想而問世的偉大美容法。

瞭解肌膚表面產生皺紋和不適的原因

此處，我想再詳述有關“經脈美容法”的理論成立之由來，經脈這個字乃是由中國古代的經絡一字而來的。那麼經脈美容法和中國的經絡又有何不同呢！我想在這兒一併的解釋。

從西元一九六二至六三年開始，日本女性患雀斑的人數不斷的增加。當時名古屋醫大皮膚科所發表的，體外病症的患者總數之中，女性面部的黑皮病或雀斑患者所佔的比率之統計數字表如下：

西元一九四八年	○、○○%
一九四九年	○、五二%
一九五四年	○、六二%
一九五九年	一、四三%
一九六四年	二、六九%

上表是以五年爲一週期的比率表，我們可以看出，從西元一九四九年到一九六四年的十五年

之間，面部有煩惱的女性患者之比率增加了五倍以上。

自從我的美容中心開設以來，到我的美容中心求敎的女客人中，也以此類女性所佔的比率有年年增多的趨向。

她們之中有很多人曾到過皮膚科的醫院去求治，但皮膚科醫生却只有替她們敷一點輭膏或開藥方服用而已，並不直接替她們實施任何面部的整飾。於是她們才到美容中心來施行美顏術，欲早日恢復本來的面目。

除了上述的臉部不適外，深爲濕疹、斑疹或面皰、以及肥胖症等問題所煩惱的女性亦不在少數，而此類"微恙"又都是位在最顯目的地方。

擁有上述煩惱的人，凡來訪理學美容研究所時，我都指導她們，應用內臟的筋肉反射理論爲基礎而實施的各種運動試驗（此類運動試驗在後面將有詳盡的解說。）

有許多例子顯示，深被雀斑所惱的人，幾乎同樣是右側背部的肌肉轉硬，或者是腰部的肌肉硬化。腰部肌肉硬化的人，不少也是臉部有疙疸或面皰的患者。大腿部的內側硬化，緊張而肥胖或臉色赤紅，過敏肌等煩惱的患者亦常有。

這些現象到底表示什麼意義呢？我們且以雀斑爲例，做一個最簡單的說明吧！

雀斑在醫學用語上稱之爲肝斑，因爲雀斑的產生跟肝臟機能的作用有深切的關係。如果用右

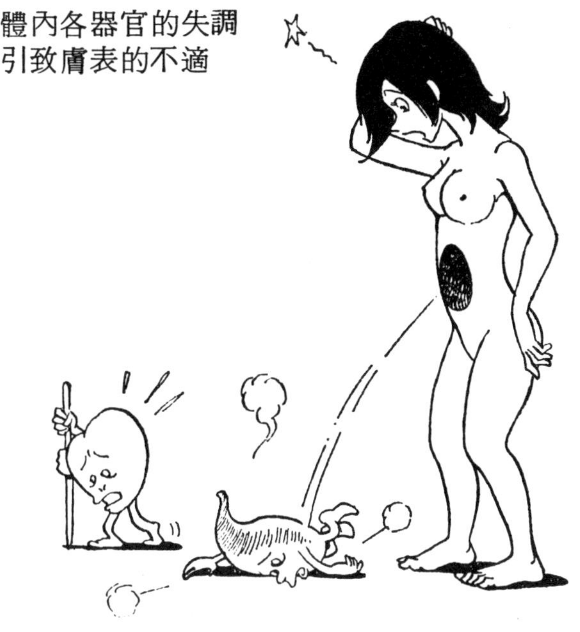

手伸向後面，而不能觸右肩胛骨的時候，這就表示，包圍在您的肝臟周圍的肌肉已經硬化了的象徵。經過醫生們的協助研究後，我們發現，肝臟周圍肌肉的硬化，招致肝臟機能的不平衡，基於肝臟機能之不平衡，產生色素的沈着而出現於臉上。

肝臟周圍肌肉硬化雖不至於嚴重到引起肝病，但是或多或少會因之而使肝臟某些機能的衰退。這個自不待言。

此外，又如腰部肌肉變得僵硬，上半身無法前屈的人來說，我們可以知道這種現象跟副腎機能有某種密切的牽連。最重要的一件事是，雀斑的產生，不到引發嚴重的肝病爲止，根本不可能診斷出其來自何方。但我們密切的注意一點：雀斑出現，是由於某種內臟機能的衰退或變異而引發的。我們必須把雀斑看成是內臟機能不協調的一種警告信號。

既然這是一種警告的話，身體上對此警告的反應是：各部份的肌肉轉硬。肌肉硬化除了會限制人身的運動範圍以外，有一段期間，我想簡單而確切的找出形成雀斑和其他麻煩的原因，但我卻單獨的對這個問題摸索過一陣子。

如果臉上出現雀斑，是由於肝臟、副腎、或卵巢等器官的機能衰退，引起體內各器官不均衡而產生的話，那麼，要是調查通過這些器官的中樞神經之中央部份的脊髓時，該會發現什麼樣的結果呢？在此處我省略專門性的術語和詳盡的說明，但如果以川崎亨二先生所發明的特殊機器（脊髓神經分節皮膚電氣抵抗測定器）做調查分析的話，在機器的計量器上面，會很清晰的顯示出不平衡的狀態，由此可看出身體上的異常發展。

正巧在這個時候，日本金澤大學的生理學教室的教授，石川太刀雄先生發表了一篇學術報告，他的報告之中，最重要的主題是：「內臟如果出現各種異變的時候，以電子儀器測驗，皮膚表面將會產生與正常者有什麼樣的不同點。」

如果以專門性的術語解說的話，可以稱之爲：「內臟體壁反射的肝臟，副腎等的皮膚電測點（皮膚對電器性的過敏點）和：脊髓神經分節皮膚電氣抵抗的異常平衡部份，幾乎是一致的。研讀了石川太刀雄的論文後，我更加深了對自己理論的信心。

經過不斷的摸索研究，我累積了許多有關內臟的筋肉反射、脊椎分節、以及內臟皮膚反射等方面的理論，且更進一步的探求其究竟。

西元一九六六年，確定我的理論已可付諸實行後，我發佈「刷子摩擦美容法」（Brushing），正式以指導體態的調整爲美容的主題。

爲何刷子摩擦法有奇效呢！以下我做個簡單的說明：人體內各內臟的末梢神經都分佈至皮膚的表面附近，在這些神經之間尚有微血管散佈在各處。如果其中的微血管有淤血現象時，皮膚表面卽會產生異常的部分，我們以刷子刺激皮膚表面的異常部份時，不但能夠化消淤血，同時還有使內臟的末稍神經正常化的功效。這就是刷子摩擦法最重要的目的。

刷子摩擦法的理論問世時，正是我研究美容工作最顚峯的狀態。

正巧在此時，我又注意到另外一件事，所謂沿著脊椎兩側的縱線上之皮膚表面浮現異常點這種現象，剛好跟中國經絡圖上的膀胱經（經脈美容法中稱之爲生殖器經）之位置一模一樣。

「太好了，說不定中國古書裏所提到的經絡可以應用在美容上呢！」這個想法，就是經脈美容法之所以確立的序幕。

連結五臟六腑的經絡

足小陰腎經之圖

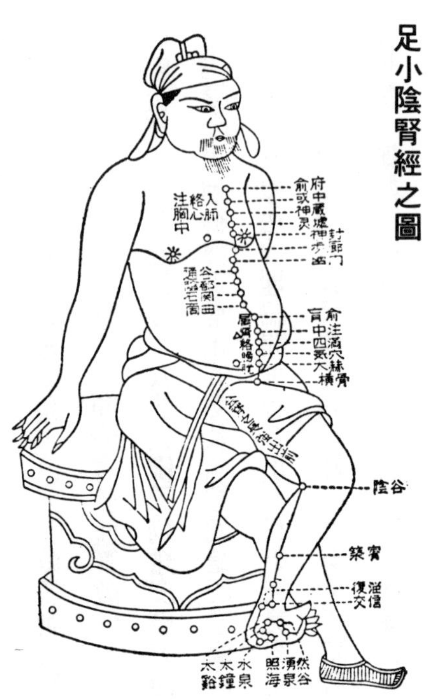

所謂"經絡"到底是一種什麼樣的東西呢?在中國，從極遠古的時代開始，就有如下的一種理論存在：「人的身上，有一種既不是血管亦不是神經，且目所不能見的『線』分佈著，這種線稱之爲經絡，經絡圍繞整個人身，對於該人的健康有重大的影響」。本來：古代的中國人也有陰陽的思想：「森羅萬象皆分爲陰陽，而陰陽調和的狀態卽是正常的狀態」。

在經絡的理論上，也有這種說法流傳下來：「陽經者，吸收陽氣而由上方流至下方，陰經者，吸收陰氣而由下方流向上方」，亦卽經脈可分爲陰、陽二經絡。

陽經和陰經各有七條經絡，現今所留傳的兩千年多年以前的中國古籍卽有記載，因此，我們可以說，經絡思想的論理從產生到現在，已經擁有數千年的歷史了。

根據中國古典的經絡圖指出：陽經的主要七條計有：從手部到肩膀的太陽經、三焦經（卽淋巴管經）、小腸經以及從頭部和臉部下垂到足部的胃經、膽經、膀胱經（生殖器經），以及從身體背面垂下來的督脈。

陰經方面則有：從胸部至手部的心經、肺經、心包經，從脚部上昇到頭部的肝經、脾經、腎經，以及從軀體前面由下往上昇的任脈。

由此可見，每一條經絡皆緊緊的密接人體的的五臟六腑。中國人自古以來卽利用這些經絡上的經穴，實行針灸治病，這是擧世聞名的。

但是，沿著陰陽經絡行走的方向而作摩擦刺激以求美容效果的方法，在世界上來說，還是以經脈美容法首創其擧。當我再更詳細的研究中國古典的經絡圖時，却發現了一個大疑問。那就是陰經和陽經”行走方向“的問題。

我一直難解的是古典經絡的行走線，因爲手腕的陰經跟動脈流通的方向一致，而陽經則是順著靜脈流動的方向，在足部方面，陰經順行的方向則跟動脈流動的方向相反，陽經順行的方向又是跟靜脈的流動方向相反。

爲什麼手腕部份的陰陽經跟動脈、靜脈流動的方向一致，而足部的陰經又跟動、靜脈相反呢？我一再的查閱針灸方面的書籍，也請教過不少這方面的權威醫生學者，但却沒有辦法得到解答。

在實際的試驗中，如果在女性的內大腿上，順著陰經的方向，由下往上輕輕的摩擦時，她們都會說：「啊！我感覺得到」，而相反的，由上往下摩擦時則會有酥癢的感覺。我們知道，中國古來的陰陽五行之說或皇漢醫方，另外，以現代的電氣生理學上來說，所謂的”陰“也就是負的一面，可以引起興奮的刺激作用，”陽“也就是正的一面，則有抑制興奮的作用。以這種原理應用在陰陽經絡行走的方向時，如沿著陰經的方向刺激，則會引起生理學上的刺激，相反的；如沿著陽經的方向刺激，則能產生抑制作用。女性的身體上，沿著陰經行走的方向輕輕的，有節奏的予以刺激，就等於是刺激她們的性感帶一樣。

現代人經常是兩手下垂。因此，對於現代人來說，手部的陰陽經絡之方向，就跟足部的陰陽經絡方向是一樣的，亦是逆著動、靜脈的方向。同時，在我接觸過許多女性肌膚上的難題後，亦累積了相當多的臨床經驗。她們所煩惱的問題，似乎和古典經絡圖上的解說一樣，事實上又不盡然是完全相類似。因為我又發現了許多的線（Line）在”線“上刺激的話，亦能化解體面上的諸種麻煩。

我所發現的線，和中國古典籍上之經絡並不一致，因此，為要區別中國的經絡，我改命名為經脈美容法。

就這樣的，能夠支配自律神經的經脈美容法的所有理論終趨完成。

經脈美容法具有特殊效能

適切的刺激經絡，效果立現

自律神經是導致皮膚表面出現痲煩的最主要因素，相反的，欲化解皮膚表面的痲煩，亦有靠於對自律神經的治療法，我們在前面已一再的解釋，相信您已經明白其中道理了。

最危險的問題是，心情的煩悶、急躁或是壓迫感，緊張感，能促使自律神經本身產生變異，受了自律神經變異的影響，內臟自身亦會因之而失却機能的調和，甚而引起嚴重的疾病，這是要特別留意的，決不可等閒視之。

但在另外一方面來說，如果能夠對自律神經施予適當的刺激，內臟機能不但可以恢復正常的功用，更進一步，亦可使情緒（感情）趨向更安定的狀態。

在美容上具體而言，又有何種關連呢？

前面已經提過”經絡和自律神經有所牽連“，也就是說，在經脈美容法上所研究出現的「線」上，加以某種適當的刺激，足以促進自律神經的功能。或許妳會奇怪，到底經脈美容法之中的各種皮膚表面刺激的美容上諸般難題有何種效果呢？只要看看下表，你會驚訝該種刺激對美容有多大的影響力。

中國古典經絡圖之中，人類的體內計有陰陽經絡十四條。但經脈美容法，僅重視陰陽七條「線」而已，此七條「線」和美容有特別深切的關係，所以僅取其最精華之部份。

(1) 刺激生殖器經的效果

- 控制容易發胖的體質。
- 改善發紅的顏面。
- 改善臉色蒼白而肌膚過敏的人之膚質。
- 治療經期來臨前易出面皰之體質。
- 改善經期不順或隨著經期而來的憂鬱感。
- 解消因子宮發育不全而產生的雀斑。
- 解消懷孕中或產後出現的雀斑。

(2) 刺激腎經的效果

- 改善瘦弱型而無法長胖的人之體質。

- 解消異常的浮腫。
- 改善變態反應的體質（變態反應——Allergie）。
- 解消瘦弱型的人之雀斑（因副腎不調和而出現之雀斑）。
- 改善過敏性之肌膚。
- 改善油脂性之肌膚。
- 預防面皰或化膿。
- 改善因精神上的不調和而引起的各種機能衰退。

(3)**刺激肝經的效果**

- 解消肥胖型的人之過多的雀斑。
- 治療發疹。
- 解消過胖的體型（對脂肪的代謝，糖分代謝等具有效果）。
- 改變臉部肌膚陰暗的人成為健康的膚色。

(4)**刺激大腸、小腸的效果**

- 改善不能長胖的人之體質。
- 治療便秘。

・預防易於下痢的人之體質。
・治療常起疙疸的肌膚，對蕁麻疹亦有效果。
・改善不鮮明的臉色。

(5)刺激胃經的效果

・預防及治療瘡毒。
・預防及治療面皰。
・使臉色更紅潤。
・改善皮膚白晰，身材纖細而不能長得更豐滿的典型女性之體質。

(6)刺激淋巴腺經的效果

・抑制化膿的出現。
・治療面皰。
・治療發疹。
・提早恢復皮膚表面的各種問題。

對經脈的刺激，經過一個月，即使症狀特別嚴重的人，如果持之有恒，繼續三個月的話，一定可以發現經脈美容法的特殊效果。對經絡施予適切的刺激可保自律神經的平衡，其結果更可促進體內各器官機能的正常化，從根本上改善妳以往不良的體質。

不過，確保自律神經的平衡這件工作，並不僅是讓自律神經更活潑（亢奮作用）而已。自律神經永遠都是以交感神經和副交感神經相互連繫而發揮功效。白天時，吸收外界的許多刺激時，也正是交感神經運動最頻繁的狀態（亦即交感神經緊張亢奮狀態），相反的，晚上正當我們安逸的沈睡時，則又是副交感神經運動最頻仍的狀態（亦即副交感神經的亢奮狀態），這是正、副交感神經平常各自的任務。

可是，如果從白天直到深夜，交感神經一直處在持續性的高張狀態下的話，將會促使自律神經的平衡導致錯亂，也就是說心跳的節奏也會因之而變得狂亂。但如以經脈美容法，施於適當的刺激，即可調整自律神經和心搏的失調。欲使自律神經永遠處在最平衡的狀態之下是絕對有可能的。適切的刺激，對於原本相當麻煩的工作，能夠很自然的引導自律神經走向最調和的平衡狀態。

預知身體異變的七條脈線

綜合以上所述，在我的經脈美容法之中所確認的，與各種美容難題有確切關係的經絡計有：屬於陰經的腎經、肝經、以及屬於陽經的胃經、大腸經、小腸經、淋巴腺經、生殖器經等。共計陰陽七種經絡。

這七條經線卽如左圖所示一般，它們佈通全身，尙且有一部份的經線達到臉部附近。可是在這些經線裏頭，手部和足部的經線最具重點，而軀體前後的經線普通甚少能應用到。由此可知，手足較軀體更易於接受刺激，而且刺激手足比刺激軀體部份更見效果。

如果再把全身的軀體劃分成更大幅度的話，可以把全身劃定爲陰陽兩"區域"。陰的經線和陰的經線之間所圍成的就是屬於陰的區域，反之陽的經線之間所圍成的卽是屬於陽的區域。圖中所示卽陰陽兩區域。

陽的區域從頭部或臉部開始，經過背部到達大腿，然後再通過腿肚直抵指甲，手部的陽區域則從肩頭經手腕外側，再往下抵達手指甲。

陰的區域是從脚掌心部份開始，通過兩脚的內側，經由身體的正面抵達臉部，陰的區域是從下往上的。

經脈美容法之中所應用的刺激技巧，一定要沿著前面所述的經線方向或區域的方向，藉著我們的手或刷子，以及其他各種方法，在我們的身體上施與各色各樣的刺激。經脈美容法的刺激技巧共有三種：①**點的刺激**②**線的刺激**③**區域性的刺激**。

所謂點的刺激乃是：在前面所提過的七條經線上的某一條，或者是皮膚上的任何地方；只要

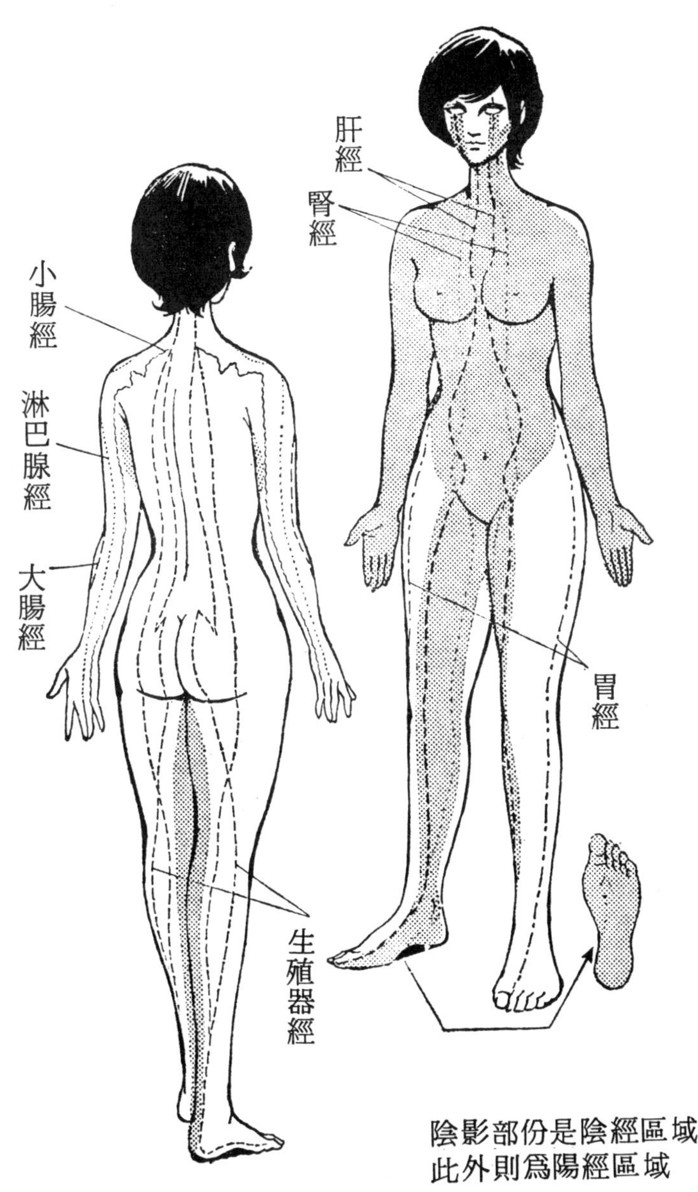

陰影部份是陰經區域
此外則爲陽經區域

是對自律神經有強烈影響力的"點"上面，利用手指頭或手指腹部份用力的壓擠，或用電觸亦可。

線的刺激方法就是沿著經線以直線式的加以刺激。"線"刺激法的技巧乃是用五隻手指頭的尖端接觸皮膚表面，然後逐漸移動，或者使用刷子（手掌亦可），採直線方式，上上下下的不斷地在經線上摩擦。其他如蒸氣式的美容器具或同類的電動機械亦可適用於本方法。

區域刺激法的應用技巧乃是：對美容方面有奇效的陰陽七條經線上（如腎經、肝經、生殖器經等），或背部已硬化的所有肌肉，以及脊椎上的中樞神經左右部份等，以某種幅度的區域性而非直線式的刺激方法。區域刺激法亦是利用刷子或手掌，而採取斜面式或螺旋式曲折移動摩擦的皮表刺激術。

當然，上述的陰陽七經線，如果體內的器官之機能無任何異常或失調的話，末梢血管上並不會出現淤血的過敏點的。可是，即使體內沒有失調現象，末梢神經亦對陰陽七經線有重大的影響。所以，區域刺激法和線的刺激法，對於有美容煩惱的人，能夠：「驅散淤血，強化內臟機能」，而對無美容煩惱的人而言，則具有：「促進體內機能更健全的活動」之功效。

那麼，經脈美容法中屢次提及的所謂"經線"，在體內諸臟器和器官的機能產生衰退，失調時，又如何顯示其徵象呢？再者，這些器官的機能衰退，我們要以何種方法去發現呢？我在理學美容研究所創造了幾項測驗運動，以下我將這幾項運動和其作用做一番詳細的介紹，經由這些測

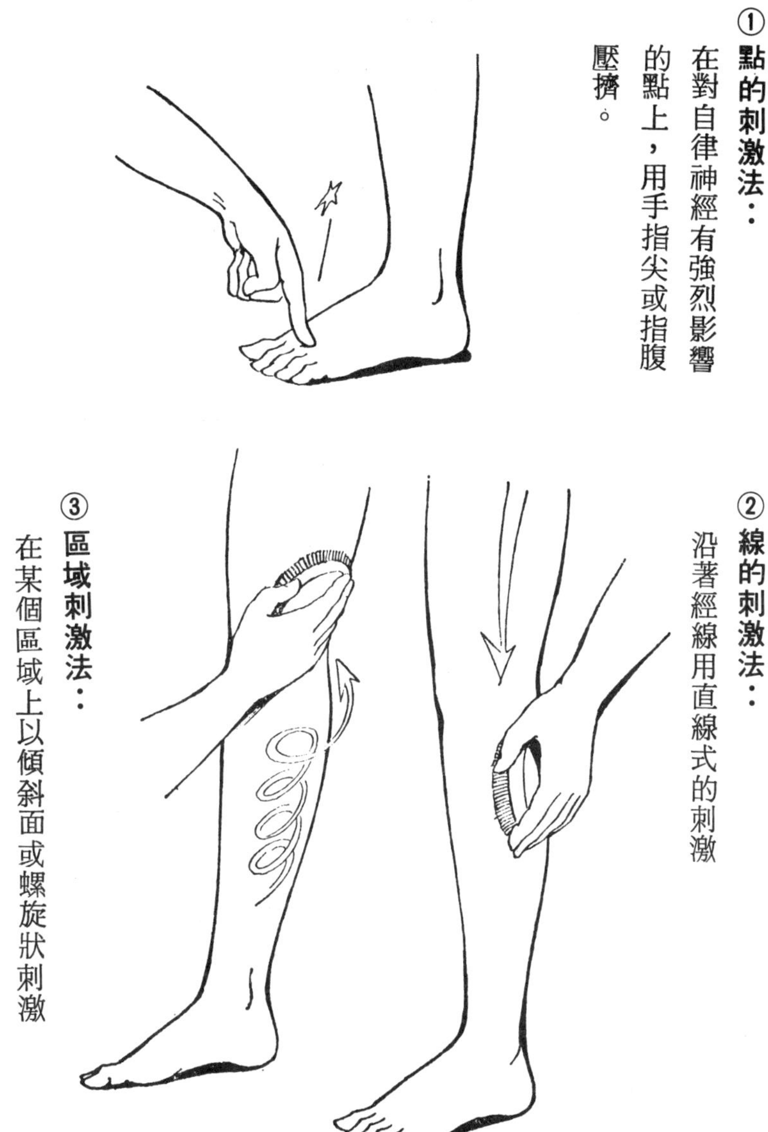

①**點的刺激法：**
在對自律神經有強烈影響的點上，用手指尖或指腹壓擠。

②**線的刺激法：**
沿著經線用直線式的刺激

③**區域刺激法：**
在某個區域上以傾斜面或螺旋狀刺激

驗即可得知體內器官是否響起了危險信號！

(1) 胃經的線出現的時候

體內與胃有連帶關係的器官，一旦有不協調的情況出現時，胃經線即會浮現。而在體表產生的不適症狀爲出瘡或陰暗的臉色。此外，體態過於瘦弱亦是胃部失調的結果。

測驗運動——**左手背向運動測驗**。挺直站立，左手由下方轉向後背，如果左手的大姆指能夠緊貼左後背之肩胛骨時即爲正常狀態。左手大姆指無法緊貼左後肩胛骨時，就表示體內與胃有連帶關係的諸器官已有不協調的現象，因爲包圍胃部的肩胛骨之左側肌肉已經硬化，所以左手難以背向上擧。（內臟的肌肉反射）

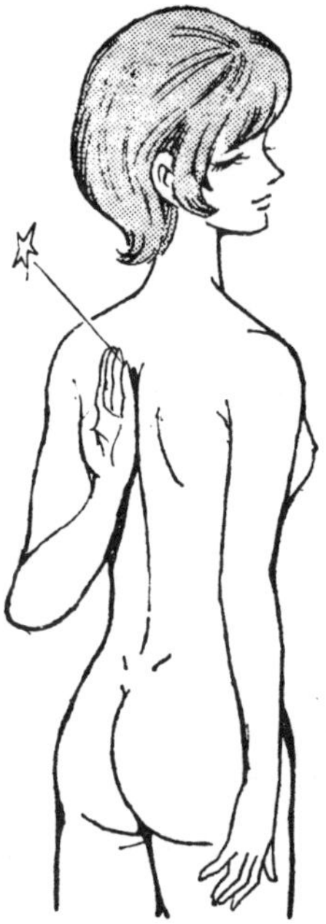

左手背向運動測驗

(2) 生殖器經出現的場合

生殖器經的經線，當婦人科系統等諸器官失調時即會出現。而肌膚表面的不適症狀計有：雀斑、或臉色赤紅等皆爲此類器官不協調的結果。

測驗運動——**脚掌展開運動**

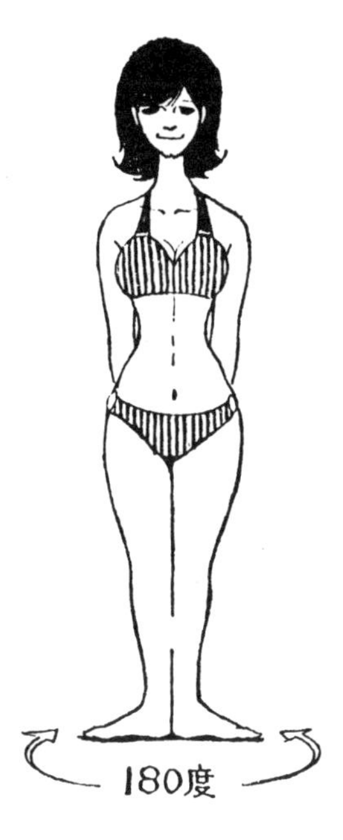

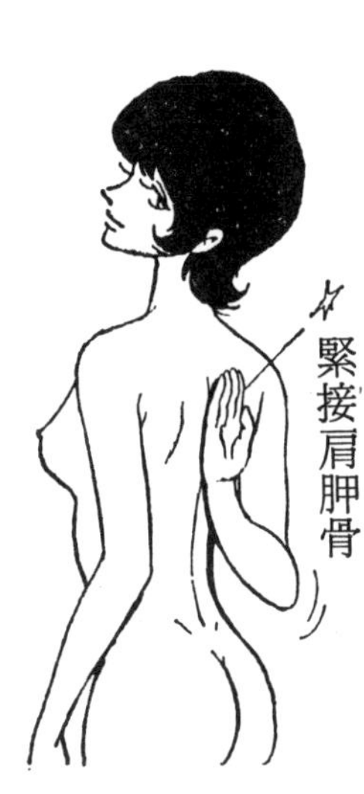

兩腳之腳跟併攏，兩腳掌盡可能的伸開成一百八十度的直線，如果能夠以一百八十度伸開的姿勢挺直站立，則是最爲正常的狀況。雙腳掌僅能以一百五十度左右展開的人卽表示已經有了失調的信號了。

所謂生殖器官系統諸器官的失調就是：從腰部至臀部的肌肉是包圍子宮或卵巢等器官的，腰部和大腿肚內側的肌肉硬化時，雙腳將難於展開成一百八十度。經由此項測驗運動，可深知妳的生殖器官系統是否正常。

(3) 肝經經線出現的場合

肝臟的機能衰退時，肝經卽會出現。皮膚表面的不適症狀主要有：雀斑或小疙瘩。肥胖亦是肝機能衰退所引起的。

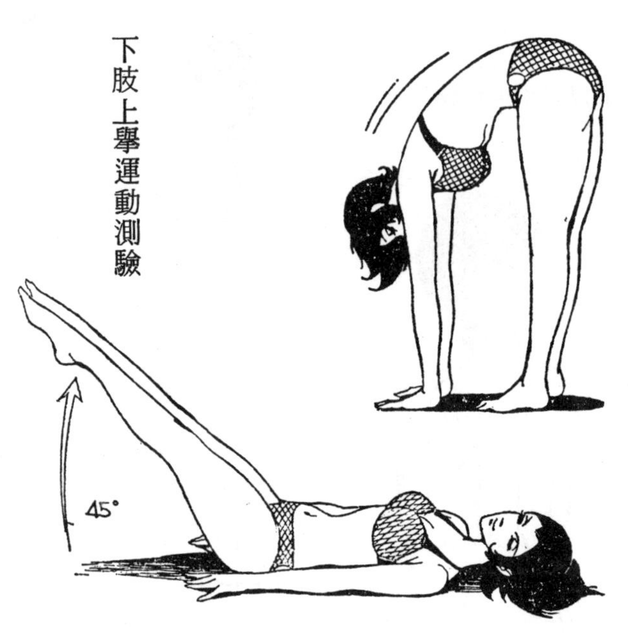

上體前屈運動測驗

下肢上舉運動測驗

測驗運動——**右手背向運動測驗**

挺直站立，右手右下方轉向右背，左手的大姆指可以緊貼右肩胛骨是爲正常狀態。

如右手無法由後背接觸肩胛骨時，卽表示肝機能衰退，包圍肝臟諸器官的肌肉硬化。右手因之而難以上舉的緣故。

(4) **腎經的經線出現的場合**

腎機能不調和，腎經卽出現。腎經經線除了和主掌排泄作用的腎臟機能有關係外，並且與副腎的荷爾蒙分泌機能以及肌膚表面的不適症狀亦有深切的關係。腎臟失調造成的現象有：雀斑、肌膚過敏、神經痛、以及足部浮腫等。

測驗運動——**上體前屈運動測驗**

首先挺直站立，然後向前彎腰，手掌緊貼地板，如手掌無法接觸地面，以手指尖抵住地面亦可。

腎機能出現不協調的狀況，因之，環繞腎臟的肌肉，以及中樞的自律神經支線的分岐點周圍的肌肉硬化，所以腰部無法自由的伸展，連帶的，手掌難以抵達地面。

(5) **大腸經、淋巴腺經、小腸經出現的場合**

大、小腸和淋巴腺等幾個器官失調時，此類經線即出現。大腸、小腸經之經線在皮膚表面造成的不適症狀計有：容易出現小疙疸的過敏性肌膚、皮膚老化、及小皺紋等等。此外，淋巴腺經相關係的經線不調和時，皮膚特別容易化膿（譬如因小疙疸或青春痘而來之化膿現象），並且化膿後留下的疤痕亦會特別顯著，不易迅速消失。

測驗運動——**下肢上舉運動測驗**

輕鬆的平躺下來，將腰部以下的下肢上平舉四十五度角。

經由此項測驗，特別可以獲知，大腸、小腸等的失調，腹肌變得沒有力量，雙脚將無法順利的上舉成四十五度。

前面幾章裏，我們說過，陽經之經絡順行方向是由上往下，陰經的經絡之順行方向是由人體之下方向上方發展。而對於背部的經絡方向，則沒有明確的解說。

背部的刺激法乃是沿著背部，從上方向下方用力的施予刺激。此外，欲消除背上各部分的肌肉硬化現象以及皮膚上的過敏點時，只須刺激上述與各失調有關之經線區域即可像探囊取物似的將所有的症狀摘除。

如胃和肝臟是位在中央背骨的一側，所以，我們只要在這個單側上（包圍胃和肝臟的背骨上）順著外側摩擦就行了。但像腎臟是分列在左右兩邊的，我們摩擦方法只要順著背骨的經線左右進行就可以了。

追究不適的原因對症下藥

所謂：「明天我一定要比今天更努力」，就是指知道應該怎樣去做每個人都會，只是要認眞實行，却不是一件容易的事情，意卽知易行難。美容法也不例外，許多人都明知應如何改善自己，但却沒有實行的恒心。

比如說：你的身體上某一部份的皮膚上出現了不適的症狀，你一心一意的想早日剷除這些討厭的東西，但妳却沒有多餘的時間，或沒有勇往直前的恒心，從根本上改善妳的這種容易出現不適（trouble）症狀的體質。或者妳根本不知道採取何種方法才能解除妳膚表上的煩惱。事實上我認爲，妳在美容上遭遇到的所有難題，皆是因爲妳體內某器官之機能的失調，或情感上的緊張和壓迫感所造成的。欲對付妳美容上的煩惱，並解除妳的煩惱，必須先要調整妳的體質，使其恢復正常的狀態，接著，製造一種不再出現相同不適症狀的更進一步的新體質。這種改造體質的方法，就是”經脈美容法“的精髓所在。

根據經脈美容法中的原則而創造的”日常生活美容法“，是從神經的安定使體內機能導向更正常化，甚至令情感上更加穩定，可以說是範圍廣泛的一種針對最根本性問題的基本對策。經脈美容法足以令舊式的美容法黯然失色，因爲經脈美容法能使女性追求多方面美麗的願望變成可能。

譬如說，俗語常云：「眼睛是靈魂之窗」，這是指女性最能發揮魅力的焦點乃是她明眸的雙目。但是，有許多人或許常有此種強烈的感覺：無論下多大的功夫化粧，在別人心目中看來，仍是一付喪失了希望，毫無艷色的眼瞳，或甚至如失神落魄般的眼神，根本無法掩飾妳那煥散的表情。

就以最普遍的雀斑來說吧！雀斑（醫學上稱之爲肝斑）乃是精神上的壓迫感或內臟機能不調

和所造成的。所以不管妳再嚴密的檢查皮膚的狀況或肌質，使用多昂貴多高級的化粧品，絲毫都不見起色。化粧品只用於外表的掩飾作用，但妳化粧上出現的煩惱，却皆由體內引起的。

反過來說，我們的經脈美容法，乃是針對煩惱的本質，將妨礙美艷的原因，從最根本上把所有的問題剷除。因爲經脈美容法是澈底地將所有的不適症狀解消，所以，所有的皮膚表面的煩惱或身體上的不調和，都能夠完全的解決。

前段曾提及：眼睛是靈魂之窗，如對控制眼睛的神經加以輕柔的刺激，即可鬆弛眼部緊張的神經。交感神經有一部份是專使臉上皮膚或心情產生緊張感的，在管理這一部門的交感神經上強力的擠壓，可使緊張性平靜下來。正、副交感神經之作用是相輔相成的，一方如具有亢奮作用，另一方則有延緩的功能。剛才說過交感神經有一部份專司臉上皮膚的緊張作用，則相反上，副交感神經在這一方面却具有穩定效果，我們在副交感神經中給予柔輭的刺激，令副交感神經的活動更加亢進。同時加上經脈美容法中的有韻律的刺激法，一定會使全身產生快感。

如此一來，心情舒爽的結果，雙眸也隨之而清澈動人吧！甚至於一定能夠澈底的改頭換面，出現在別人面前的妳，將是一個充滿潤澤表情的新臉孔。

就如同我在前面告訴過各位的一樣，到我的美容研究所來詢問有關美容難題的女性當中，大多數的人除了心中有某種煩惱或不滿之外，更因爲皮膚上的不適而使心情更加懊惱、陰沈，心理焦急，情緒可以說是處在非常不安定的狀況之下。

可是，跟那些女性交談之中，她們都能將鬱積在內心深處的不滿或痛苦全盤托出，然後再實行經脈美容法的”身體按摩法“，身心皆能變得清爽舒適，有不少人常對我提起，當她們經過交談和按摩後，離開美容院時，宛如變成了另外一個人。

也有不少女性，不但將自己的心胸閉鎖在孤獨的小天地裏，而且盡是表示對她周圍的所有人之不滿或憤恨不平，她們在述說自己的不滿後，會突然像小孩子般地痛哭失聲，這時，我會不知不覺的立刻安慰她們：「哦！沒關係，妳放心好了，妳一定會變得更美麗的。」

像上述的這種孤癖的女性，因在相當愉快的對話以及能帶給她們快感和滿足的身體按摩效果之下，使她們深鎖的心扉，頓然暢開。而導因於神經的”不平衡“（交感神經的緊張亢奮狀態）引起的膚表之嚴重不適症狀，也迅速的消除了。哭泣是由於神經處在柔和的狀態下（副交感神經緊張亢奮狀態）而產生的，本來，神經在過敏狀態下是哭不出來的。相信很多人都有這樣的經驗，當妳聲色俱厲的責難對方，數說對方的不對時，雖然妳心中充滿了對他極度的不滿心理，可是妳如果在這時說了一句：「當然我也了解你的心情，可是……」妳會不會突然有想哭的感覺呢？我們可以說，流淚痛哭亦是使女性變得更美的一種秘訣。

此外，對於頑固的雀斑或面皰，當妳在脚部或背部實行摩擦法時，（利用刷子的刺激法），或許妳會以爲刺激這些無關重要的部位跟清除雀斑、面皰根本扯不上任何關係的。但是，根據經驗，不知道有多少人，在不到一個月的時間內，就達到了令人驚異的效果。

與舊式的美容法大異其趣

如前一段所說的，經脈美容法和舊式的美容法具有最根本上的不同點。美艷這回事是由妳自己的自信心所能夠駕馭的。美艷也是由女性自身能予創造的。正確的調整妳心理上的穩定或體質的平衡的話，「任何人都可改變成美麗的女性」。在本書中，我一再強調的，就是要介紹給妳們此種對於〝女性美〞由來的正確思想。即美麗與否，完全由女性自我來決定。

如果正確的保持體內的機能活動或外在的生活條件的話，女性一定可以變得更迷人的，甚至於永遠都這麼迷人，這是我的信念。

發高燒的人，我們通常對他注射抗生物質，但是一旦這種抗生質融合於人體內變成習慣性的時候，再度發燒的話，就必須要使用強烈的抗生物質。其結果，病人永遠會因惡性的高熱而痛苦不堪，因抗生素無法解決發熱的根本。這是時常都發生的事件。

因此；就肌膚表面的不適症狀來說（諸如，雀斑、面皰、疙疸等），如果妳光想由外側而來的化粧品來應付的話，其結果，化粧品背後隱藏的是使妳的症狀更加惡化的絕對危險性。

就我個人亦認爲：女性爲了讓自己更加動人而勤加化粧，是一件相當重要的事。美麗不但能使自己感到歡愉，也是保持女性魅力的一大原動力。可是，有一點不可否認的是，化粧到底是“補救”女性美的東西而已。無法從根本上改造妳。

在經脈美容法中的原則裏，以皮膚而言，我們的目的並不是要讓妳：「如何令妳看起來更美麗」，而是：「如何創造妳更美艷動人的肌膚」。

前些日子，我從一位攝影專家的口中聽到一則有趣的現象。模特兒化粧時，無論在皮膚上塗多少最適度的調色化粧品，或撲多少雪白的白粉，皮膚的透明度如何也不能比沒有化粧的素肌更加有效果。從這件事情，我們可以明顯的看出，不經過化粧的原來肌膚的美艷有多麼重要了。再高明的化粧術仍然無法掩飾某些東西的。

經脈美容法具有兩項重要的目的。第一，積極的對付皮膚或身體上的不適，剷除一切美容煩惱的最根本原因，恢復女性原本美艷的自然性肌膚和體態。另外一個目的是：包含著預防一切不適的意義在內。更進一步，經由實行經脈美容法而保持妳嬌嫩、晶瑩的肌膚和肉體。

我經常都嚴厲的預先警告那些婦女們：「如果想要解除妳所有的美容煩惱的話，絕對不能半途而廢。至少一個月，不！要是妳無法繼續實行三個月的話，那妳就趁早放棄吧！」我之所以這樣說，並不是指非得一定要認眞實行三個月才會有效果。而是因爲，三個月的期間，可以使妳的日常生活趨向更規律化。繼而形成一種習慣。人類的一生是很長久的，而妳一天比一天更動人，該是一件多麼令人欣慰的好事呢！三個月的忍耐可以永保妳一生的嬌美，那麼這三個月在妳的整個人生的過程裏，具有多重大的意義呢！請妳好好的思考這個問題吧！爲了讓妳自己更迷人，妳一定要更努力去做才行。

我們經脈美容法的效果，對於並無任何不適症狀出現的人來說，實施前後亦可看出明顯的不同。每天入浴的時候，在毛巾或刷子上擦滿肥皀，然後請妳在陰陽七條經脈的"線"和"區域"上，以及背部，每天來回三次，但要向著正確的方向施予刺激。我可以大膽的向妳提出保證：三個月之後，妳甚至會懷疑：「我自己原來是這麼漂亮的呀！」請妳試試看吧！

經脈美容法中的身體按摩擦揉法，是使用雙手或刷子，而刺激整個軀體，透過此種擦揉法，可以促進全身肌膚的新陳代謝。保持透澈晶瑩的肌膚，緊縮全身鬆弛的肌肉。創造妳更均衡的體態。

此外，這種全身的按摩擦揉法可視之爲適度的運動，除了可以去掉妳身上多餘的肥肉之外，因爲它還具有令內臟機能作用正常化的效果，所以；另一方面它更能預防，因肝機能衰退或腎機能不協調等等的原因而導致的肥胖症狀。因此身體的按摩擦揉，可以創造出女性原本應該擁有的順暢曲線。

當然，我們的經脈美容法並不是控制體重或創造曲線美的特效藥。不過，根據經脈美容法的理論，針對這兩種煩惱的對策，亦卽經由運動或飲食控制，可導致特殊效果的出現。也就是說，使創造柔輭而富有彈性、活力的身體變成爲可能。

無論我們再不情願，人的身體總是一天一天老化下去的。可是絕對沒有人願意：「早一天變成老態龍鍾」。希望至少再年輕一點，至少再漂亮的更久一點點——這種願望是每個人都會有的正常心理。而身爲女性的妳，這個願望是妳最大的希望之所在，同時也是妳的權利之所在，更是妳應盡的義務——讓妳自己更動人吧！

第二章 深藏在妳內心的原因

※剷除連最高級的化粧品都無法解決的難題

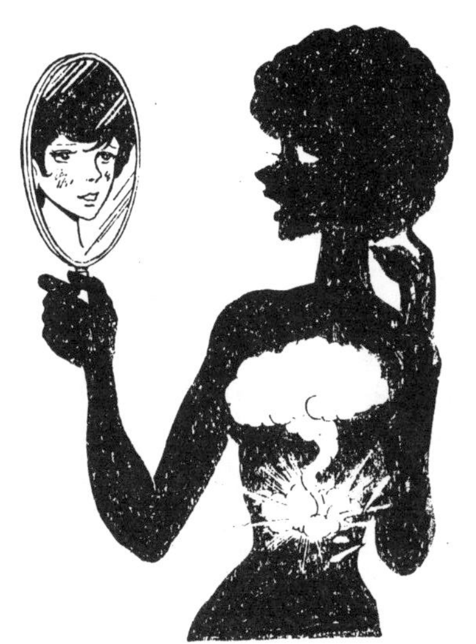

只從外表裝飾無法使妳更動人

以美顏術欲改變皮膚粗糙易招致反效果

以現代的化粧法而言，當然也是以表現自然美爲最重要的目標。爲了保養皮膚，讓肌膚更加調和，於是市面上出現了所謂的「基礎化粧品」以應需求。而且基礎化粧品的數量和種類比成裝（Make - up　）化粧品的種類，有愈來越超越的現象。

請妳看看妳自己的化粧台上擺列的是那些化粧品吧！使肌膚柔輭和緊縮的化粧水、按摩霜、乳液、營養霜。以及營養撲粉、美肌撲粉，等等………。

首先，要讓肌膚變得柔輭，以便吸收養分，得到養份之後的皮膚，將之緊縮，變成正常狀態的肌膚，再以化粧品形成保護膜，維護肌膚，凡是能夠使肌膚更美麗的化粧品妳無一不具備在妳的化粧台上。

本來，化粧品這種東西如能予正確的、適度的使用的話，化粧品能夠滿足妳希望變得更美麗的心願，同時也是最必要的條件。經常保持肌膚的清潔，以及給予適度的濕氣和脂肪時，一定可

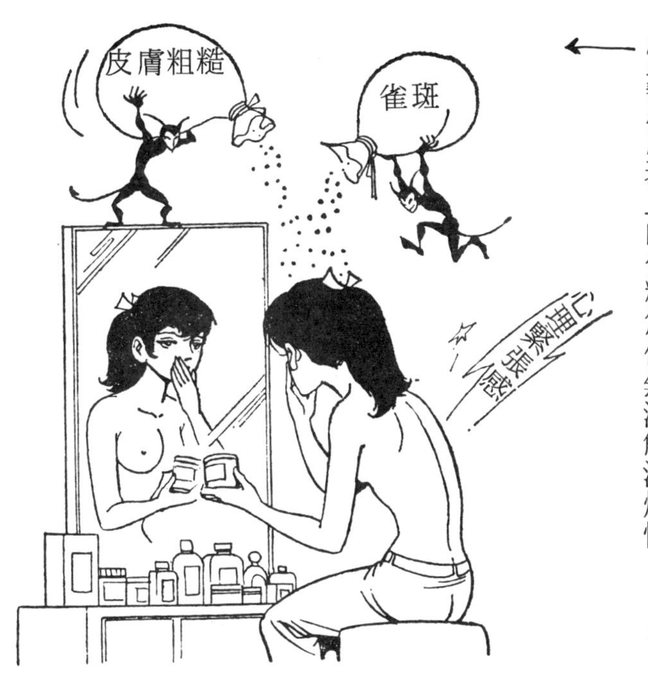

以常保皮膚處在酸性狀態下。

欲創造美麗動人的肌膚，並不限於使用化粧品一項工作而已。在肌膚上輕柔而仔細的實施某種適度的刺激，再加以按摩，或在膚表給予濕熱等等，皆可形成肌膚的有效的整綴，這是保持美麗的肌膚最必要的條件。

可是，雖然市面上的化粧品種類這麼多，實際上，仍有許許多多的女性爲皮膚上的各種不適症狀而煩惱不已。來訪我的婦女，其中不在少數的人所擁有的煩惱，連深入美容之道二、三十年的資深專家亦搖頭嘆息：「我實在愛莫能助」。這些婦女大部份都依最正確的方法化粧，但是她們的煩惱却越來越多。

此外，正確的使用化粧品打扮，但却出現不適症狀的女性亦大有人在。這到底是怎麼回事呢？應用化粧術和化粧品而無法防止"不適"，其原因何在呢？

那是因爲內臟諸器官失調，或機能衰退引致的。我們在前面已一再的提及過。而出現美容問題的最重要基因乃是心理上的問題。

內臟器官失調而在皮膚表面上反映出來是很明顯的，「胃部消化不良，皮膚上常常出現小疙疸」，或「感冒而發燒時，嘴唇變得異常的乾裂」等等連帶關係的症狀，相信妳本身常有此類經驗吧！

內臟機能失調的成因有很多，例如：因體內的水份不足而引起的，或，血液內的無用廢物不能很順利的被排除，因而導致血液的污染，以及，被消化、吸收的脂肪無法正確的轉變爲體內的能量等等。簡直無法勝數。而這些都是造成內臟機能不協調的導因。

這些導因迅速的表現在肌膚上。水分不足時，膚表卽出現小皺紋或引起皮膚的粗糙。脂肪份異常分泌的結果，變成了油性的皮膚以及生瘡等等。性荷爾蒙的分泌不平衡，很容易造成雀斑，等等……。

像前段所說的一樣，欲對付從體內產生的諸多不適症狀，單從外表的美顏術著手，無論妳怎麼耗盡心思，都絲毫不會有起色的。化粧只能暫時的掩飾，而無永久性的效果。就我自己本身的經驗而言，由於未能考慮到身體內面的問題，而迭遭失敗。

以下面的堀部路子小姐爲例，她不但體格健美，而且個性開朗，對於她的美容煩惱，我認爲單從美顏術上就可以完全的解決她的難題。

尋找青春痘的根源

堀部路子小姐（此處用的爲假名）是一個二十七歲的單身女郎。住在大阪府，是從事一般職務的職業婦女。堀部小姐，身高一百五十六公分，體重四十六公斤，是一個瀟洒而身材健美的樂天派女性。

她造訪我的原因是關於她的皮膚粗糙、青春痘、以及面皰留下來的疤痕等等美容上的煩惱，我告訴她：「這些煩惱有時候是因爲使用化粧品而引起的不良影響，沒有什麼值得憂慮的，妳只需要針對皮膚粗糙和面皰後的疤痕爲目標，實施美顏術就能完全解決煩惱了。」

她從嬰兒開始卽患有輕度的變態反應（Allergie），也就是入浴後皮膚會變得赤紅不堪。而且，從十八歲到十九歲時曾有月事不順的現象，注射過三次的荷爾蒙，此後據說不再有不順的現象。二十歲至二十六歲時修練瑜伽術，或許是因爲勤習瑜伽的結果，患了三年多的關節炎也因而痊癒。「妳不會認爲我太瘦了一點嗎？」她一說完，馬上又說：「實際上我的食量很小，從中學時代開始就從來不吃早飯。但是我並不覺得身體會支持不了」。說到這兒，她順便把最近以來每天的飲食狀況告訴我：早飯不吃，午餐時是三個油豆腐皮壽司及味噌湯。晚餐只吃一碗飯，及一條小魚，青菜炒油豆腐、蘿蔔片、生山藥漿等。以上的小菜各攝食少量。沒有大吃大喝的習慣。

我提醒她注意飲食習慣：「妳不再多吃一點不行」。並請她實施按摩、保養肌膚等的美顏術。可是，仍然是一點效果都沒有。

後來我才知道，當天回家如我所說般地進行，效果非常好，但第二天、以及第三天以後，却皮膚發癢，狀況比以前更加惡化。

因爲堀部路子小姐沒有把當時惡化的情況通知我，而我亦沒有注意到症狀會循環，對這種出乎意料之外的結果，令我百思莫解。俟她以電話通知我發癢的現象時，已經是兩個月以後的事了。

她第一次前來找我研究的時候，我曾替她做過一次美容的全身檢查，我發現她無法很順利的做上體前屈運動，可見她的腎機能已出現了許多的不調和。腎機能既然不能協調，皮膚上一定會有經脈美容法上所提到的所謂〝過敏點〞經仔細檢查後，果然在脚部發現了清晰浮現的腎經之經線。

因惡性發癢而再度來訪的堀部小姐，當天接受了我替她實施的美顏術，從腎經線，以及脚部內側的足踝直到脚掌上的〝點〞的刺激。做好之後，我告訴她：「今天我已經替妳實行了經脈美容法，相信不會再有發癢的顧慮了」，然後送她出去。四天之後，我們再度會面時，她高興的說：「這一次不再發癢了」。

此後的一個月間，她每十天就到美容研究所一次，討論有關的問題，我對她所指導的，乃是以在家庭裏可以自我進行的經脈美容法理論中的腎經按摩擦揉爲中心。

一個月之後，青春痘和發癢現象幾乎已經完全消失了，於是我再將美顏的中心目標轉向皮膚粗糙和面皰後的疤痕。此回的美顏效果出乎意料之外的順暢，再經一個月之後，她已經完全恢復了往日的美貌。

另外一個最大的因素

依我自己多年的體驗，曾見過不少的例子顯示：「在美容指導之下，無論如何都無法獲致美容效果的人，如果將積壓在心理上的緊張感傾吐一空的話，馬上就變得非常漂亮」。我所舉的這個例子，就是要告訴各位，感情上的明暗變化對美容有絕大的重要關係。

或許妳現在正有許多美容方面的煩惱，可是你却認爲：「只要使用化粧品，或利用消除皺紋的皮膚按摩法，顏面的所有問題，都可以迎刄而解的。」如果妳眞的抱著這種想法的話，妳的美容煩惱依然是永遠跟隨著妳，只是徒然浪費化粧品而已。

很可笑的是，具有上述觀念的女性，有不少人醉心於購買大量的，甚至達到了令人驚異程度的化粧品。

我最近遇到一位三十歲左右而有皮膚粗糙煩惱的女性，她一共有二十四種不同類型的基礎化粧品，五種成裝化粧品，就如前一段說過的一樣，爲了同一種美容目的而使用的化粧品（乳液）竟有六種之多。

我對她說：「請妳把現在正在使用的化粧品全部都帶來讓我看看」。第二個禮拜，她帶來一大手提箱的行李，裏面擠滿了化粧水和美容霜。一看到這麼多的化粧品，簡直令我目瞪口呆的楞在當場。

這種情形就像因爲皮膚病而到皮膚科醫院去求診，在一個月、兩個月的短期間內不斷的改用各種各樣的藥品是相同的。

我們必須瞭解，嘗試使用各種不同的類型的化粧品，絕對不是聰明的作法，也非有效用的辦法。比如說妳找皮膚科醫生要求治療，而妳心理上信任醫生，自認爲至多兩、三個月就能痊癒，這種發自內心對醫生的信賴性期待，使妳的憂鬱心情放鬆下來，輕鬆的心境波及至皮膚表面，對痊癒速度的優良影響自不在話下。

每當我指導客人經脈美容法的應用問題時，我永遠都跟她們有一項謹愼的約定：「妳一定要相信妳會更迷人，然後認眞的實行經脈美容法」。“心理上”的自我意識，是我從事美容方面的研究和經驗，積二十年的觀察，所得到的最重要啓示。

恢復妳正常精神狀態的方法

交感神經的緊張導致膚表的不適

“心理的寧靜”比任何化粧品或化粧術更來得有效用。但是隨著科學的日新月異之影響，古來所謂「晴耕雨讀」式的安樂生活，或遵從大地和大自然的法則之下的生活方式，已如過眼雲煙般地消逝得無影無踪了。

現代人的生活，可以說是僅僅能勉勉強強保護自己一個人生活的私生活權之時代。在這麼複雜的人際關係中，我們不斷的接受從外面而來的刺激。或許我們必須努力的學習克制自我，非達到：「心能悟性則外來之干擾於我何有」的境地。但對於原本即比男人平凡而又心思纖細的我們女性來說，要維持心情的安定，實在不是一件易事。

可是；維護“心情（精神上）的寧靜、安定”，却是美容上最重要的課題。

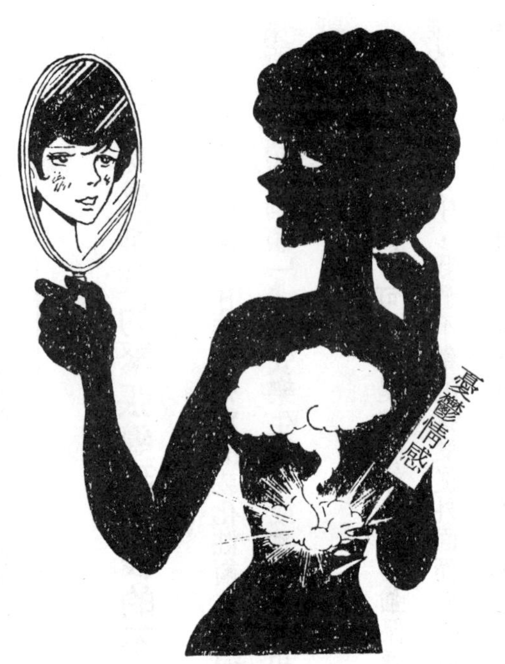

憂鬱的情感最易導致膚表的不適

精神的不安定，常常孕育灰暗憂鬱的情感。當妳在生氣的時候，一定感到飲食無味。連平常妳最喜歡的家族飯後閒談，妳都會認爲是一種討厭的噪音吧！

「快活、朗爽的心情，以及喜悅、滿足的心情，很容易創造健康而美麗的肌膚，不滿或悲傷的憂鬱情感則容易引起皮膚上的不適症狀」。不知道妳相不相信這句話。

與美容有深切關係的臟器、器官計有，肝臟系統的各器官，消化器官系統的胃、大腸、小腸等等，以及生殖系統。這幾項內臟都與美容有連帶關係。只要上述的器官的作用正常，或者更有效率的活動時（指該器官之機能而言）在美容上具有相當的效果。

如果我們反觀上述的內臟，可以知道，幾乎都是由自律神經的交感神經負責緊張的抑制，而副交感神經負責緊張的亢奮作用。因此，爲要恢復女性天生的美，無論如何一定要設法讓副交感神經更進一步的發揮亢奮作用才行。

交感神經緊張而增強其作用又是在何種狀況之下呢？簡單的說，當妳在「全身都像要起鷄皮疙瘩」的時候，也就是交感神經作用增強的時候。爲什麼起鷄皮疙瘩會使交感神經緊張呢？因爲神經一直處在調和的平衡狀態之下，突然受驚時，在毛髮旁邊的立毛肌收縮，使毛孔變窄，毛髮因而直立起來。在這個同時，大腦又下達了一道指令：「把血管也收縮一點吧」！

所謂”幾乎要起鷄皮疙瘩的感覺“就跟苦惱、煩燥、悲傷、壓迫感等是同種類的東西。而其相反的情感則促使副交感神經緊張。當妳鐵靑著臉老實對他說：「我好喜歡妳哦！」的時候，妳一定是非常的討厭對方。而對其正喜歡的人說這句話時，妳大概會滿臉通紅吧！

因爲副交感神經緊縮，而後又接到從大腦而來的：「把血管擴張，讓血液流通」的指令，使原本緊縮的血管擴張，大量的血液突然流通至肌膚表面的微血管上，所以會令妳的臉色羞紅。

雖說緊張，乃是指副交感神經的緊張（或稱緊縮），副交感神經緊張使心情穩靜，並感到喜悅，可說是由明朗的情感而引起的。

像前述的情形一樣，情緒和美容，是由自律神經當媒介體而牽繫兩者的。壓迫感高張則交感神經緊縮，抑制和美容最具關係的臟器之活動，導致這些器官機能的衰退，迅速引發肌膚表面的不適症狀。相反的，心情高興則副交感神經緊張，血液流通至肌膚的每一角落，荷爾蒙的分泌轉爲旺盛，從肉體的內部製造出更潤澤的肌膚。情緒和美容的絕對關係，由此可見一斑。

精神不穩定是造成皮膚不適的最大原因。灰暗憂鬱的情感或不安、悲傷等情緒絕對不可閉鎖在內心深處。要舒展妳的身心，找合適的對象談心、歡笑，尋找某種方式將心中的不快排出體外是最要緊的。我們曾一再的舉出各種例子，精神上的壓迫感促使內臟機能的衰退，並強烈的導發肌膚上的各種不適症狀。可是，恢復心情的安定，以及被壓迫感引起的機能衰退之回轉，皆有解決的辦法，端視妳有否實行的恒心而已。

潛在意識的作用具有驚人的奇效

恢復心情的穩定性，以及恢復女性美的自信心理，在美容理論上有所謂的”自律訓練美容法“。自律訓練美容法的原理乃是：將自己的意志原本絕對無法使喚的自律神經之作用，想辦法令它依我們的意志行動，以符合創造更動人的肌膚或體態的條件。並依我們的意願調整身體的狀況。

可是，要想讓自律神經遵從妳本身的意志而行動的話，單靠讀書、思考時所應用的意識（我們稱這種意識爲現在意識）去指揮也是徒勞無功的。永遠深藏在妳腦部內側的潛在意識，可以喚醒妳的意志和達到目標。

夜晚入睡時的心智活動對潛在意識的作用最有效果。沈睡的狀態中，潛在意識和現在意識融和在一起，形成一種迷糊的感覺。妳或許常有這種感受：”全身的力氣都已放鬆了，但仍有意識存在“妳一方面感受到意識的存在，一方面昏沈的入睡。在這種情形下，妳可以告訴自己：「面皰消失……面皰消失……」。不斷的提醒妳的潛在意識。

對潛在意識的訓練，在自律神經，本能性的食慾上等等都擁有各方面的實效。向著妳意願中的方向前進，而調整妳的體態。

如果你的目標是「我不想吃甜食東西」，妳無妨對著妳的潛在意識下令道：「卽使我看到甜食，我也覺得索然無味」，這種潛在意識的明顯效果，一定令妳大感驚訝的。

妳願意自我訓練的話，卽使現在意識仍然處於清晰的狀態，妳依然可在半昏迷的朦朧狀態下命令潛在意識行動，經每晚不斷的訓練，一定可以成功的。此外，自我訓練可導使妳進入熟睡的狀態，有助於治療失眠症。我簡單的說明訓練方法，使大家更易於瞭解。這種方法只要妳自己一個人就可以實施，無須借重其他工具，希望妳今天就實行。

在牀上仰天躺下，手腕平伸手掌向下緊靠妳身體的兩側，兩脚脚根打開約二十公分的距離——就由這個姿勢開始進行。

①**呼吸調整**　首先每一秒鐘數一次數字，1、2、3、4，同時，小腹盡可能的吸入充足的空氣。再數5、6、7、8，然後放鬆小腹，將吸入的空氣排出。這種方法稱之爲腹式呼吸法。

②**重量訓練**　普通我們很少知覺到手腕和雙脚的重量感，重量訓練就是要在下意識裏感覺到手足的重量感。手部從肩頭的連接部份開始——上手腕——手肘——手腕——手掌，脚部從腰部的連接部份開始——大腿——脛部——脚尖。當妳吐氣的同時，令自己產生強烈的感覺，馬上就會在手足上有沈重的感受。

③**溫感訓練**　亦卽訓練身體對溫度的感覺。做完自我重量感覺之後，接著繼續的往前思考：「手腕好重——越來越溫暖了——手腕有溫暖的感覺」。

以上就是我們訓練法的所有過程。

能夠連續實施①、②、③的步驟，而且能有實際上的感受，訓練就已圓滿的完成了。當妳躺在床上，還未完全熟睡之前，或許可以再繼續的進行以下幾項動作。

㈠　重複進行腹式呼吸使心情穩定。

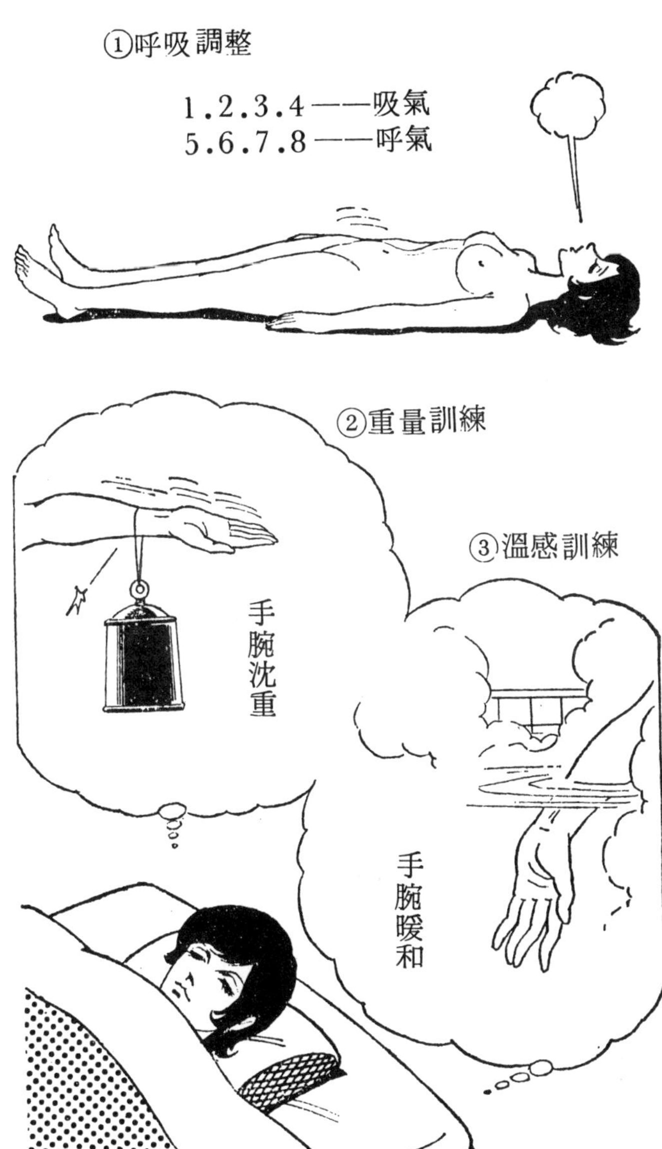
①呼吸調整
1.2.3.4 ——吸氣
5.6.7.8 ——呼氣
②重量訓練
手腕沈重
③溫感訓練
手腕暖和

(二) 從「右手覺得好重」開始，自覺兩手、兩足的重量感。

(三) 從「右手很暖和」開始，自覺兩手、兩足的重量感。

(四) 心想「心臟正強力的鼓動著」。

(五) 心想「呼吸順暢、心情平定」。

(六) 心想「胃的四週感覺暖和」。

(七) 心想「額頭感受很涼快」。

做完以上的項目，妳的心理已完全的平靜而慢慢的昏昏欲睡了。

以上的運動，乃是針對潛在意識下指令而實現自己希望的自律訓練（自我催眠法），這種自我催眠法最早由柏林大學的修玉茲教授所創立，如今已經遍及於全世界了。

但在美容方面的自律訓練法而言，做完上述動作而仍未眞正的熟睡之前，我們再加上兩項有關美容的自我訓練。

(八) 思考使自己更動人的目標：例如：「我不想再吃甜食了」等等。

(九) 最後再想：「我一定能完全的沈睡」。

要注意的是，並不是每晚繼續以上的動作而已，早上醒來之後，躺在被窩裏，針對妳所期望的目標，用心的再思考三次，然後再起身。

本訓練法較困難的在於呼吸調整、重量、及溫感訓練而已。領悟力強的人一兩天就能瞭解其中奧妙，至多五、六天一定可以得心應手的。

像這樣的，透過對潛在意識的教育，早日的達成妳在美容方面的目標和效果。

另外俗語又有：「女性美從夜晚創造出來」，意思是說，睡眠是使妳更動人的因素之一。這是因爲自律神經之中的副交感神經到了夜晚是擔任神經的亢奮作用。所謂「早晨剛起床時的肌膚最爲潤澤」的現象，並不僅僅是昨晚使用夜霜（Night　cream　）的效果而已。而且，還要看妳熟睡的程度，睡眠時間的多寡並無關緊要。最重要的是心無牽掛，沒有夢境的沈睡。

妳認眞的實施自律訓練法的話，一如妳所期望的，於短時間內卽能使妳安靜的沈睡，所以請妳一定要好好的利用。

精誠所至，金石爲開

積十年的小皺紋在三個月之內消失

綜合以上各章所研究過的諸現象，我們對於導致肌膚表面的不適症狀的一般經過，可獲得如下的結論。

心理壓迫感→自律神經機能的異常性緊張之持續→內臟器官失調→透過自律神經的皮膚傳達經路→肌膚表面出現不適症狀。

因此，隨著對肌膚的舒爽刺激而得到解除心理壓迫感的效果，同時緩和自律神經的緊張，導向正常化，並使內臟器官的失調情況好轉，而完全消除肌膚的不適症狀，這就是經脈美容法的所有過程。

據說動物在負傷之後，會一直躲在深山的洞穴之內，自己一面舐自己的傷口，靜待體力的恢復而使傷勢痊癒。動物們都知道順從自然的法則來調整自己身體的狀況，它們根據「自然癒治力」的效果，等待恢復健康。

但我們人類是知性動物，不能靜坐等待自然癒治力而已，需積極的找出致病的原因，努力將病源剷除。經脈美容法靠著對自律神經的支配機能之活動，從最根本上將致病原因割除，這就是人類比動物聰明的地方吧！

實際上，經脈美容法的效果，幾乎達到了連我自己都感到驚訝的程度。

「從來無論使用多高級的化粧品都無效的粗糙皮膚，已經變得嬌嫩、潤滑了」，或「十多年的雀斑都消失了」，「皺紋除掉了」，或者「連醫生都束手無策的濕疹和蕁麻疹全都痊癒了」！

……等等，經脈美容法使女性更動人的實例，實在是不勝枚擧。

以下我來介紹「我已經認爲小皺紋無法消除了」的北村女士之實例。

北村夕子女士（假名）是住在千葉縣的三十二歲家庭主婦。沒有孩子，結婚後八年仍與丈夫兩人過日子。北村女士身高一百五十四公分，體重五十三公斤，雖然有點肥胖，但體格並不難看。北村女士最大的煩惱乃是從雙眼的周圍爲中心而擴散到臉部四週的小皺紋。

有次偶然在路上遇到我的時候，她率直的問我：「老師，小皺紋眞的可以消除嗎？」

我當然也坦率的回答她：

「只要妳自信一定可以更動人，妳臉上的小皺紋一定能消除的。請妳詳細的將經過告訴我。妳臉上的皺紋非常明顯。到底從什麼時候開始出現的呢？」

原來北村女士在十年前，從山形縣到東京就職之後，在外租屋寄宿，因生活不規則，在短短一年之間，她的體重從五十二公斤逐漸下降到四十三公斤。

體重減輕後，原本白胖而臃腫的臉頰變得消瘦，她並沒有放在心上，但從眼睛周圍却開始出現了細小的皺紋。因爲皮下脂肪突然急速的消失，皮膚表面收縮，形成了皺紋。

其後再經過十年左右，體重又回復至原來的五十公斤，但臉上的皺紋仍無法消除。她深信自己臉上的皺紋已經無法消除了。

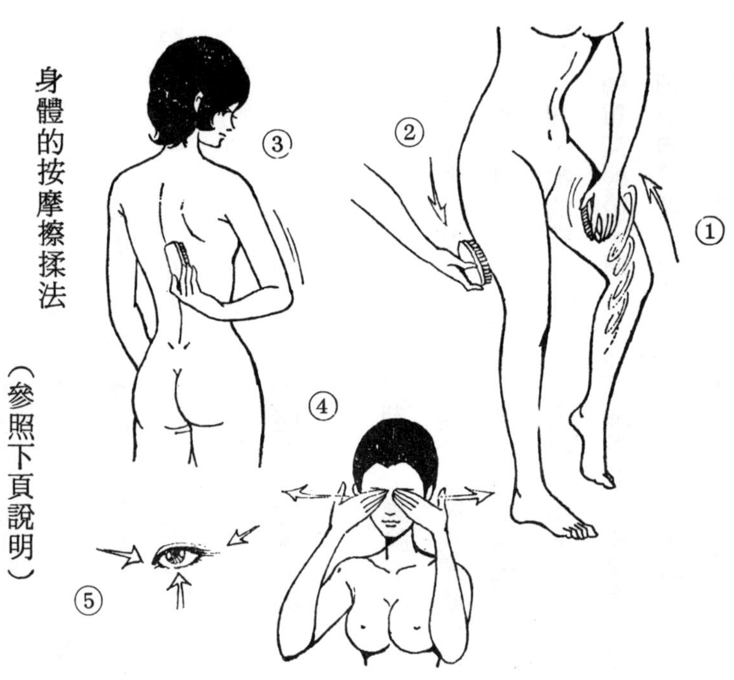

身體的按摩擦揉法

（參照下頁說明）

北村女士跟我的相逢，可說完全出自於偶然的機緣。她是從來訪我商談體態問題的友人處得知：「據說雀斑和皺紋也有辦法消除的」。

我和北村檢討的結果：原來她「突然開始消瘦的一年間左右，出現了月事不調的現象」。

我要求她做上體前屈運動測驗時，發現她的手掌無法接觸到地面。

從她所談及的症狀和實際的運動測驗上，我推測她可能是腎機能不調和以及生殖系統有變異現象。因性荷爾蒙的不平衡而致使嬌嫩的肌膚受到破壞。另外又因腎機能的不調和導發皮膚含水量的減低。

於是我替北村女士進行生殖器經、腎

經等的經脈線之刺激，實施如下的按摩法。

【身體的按摩擦揉法】

①沿著腿部的腎經，從下往上輕柔的做區域刺激約5～7次。

②沿著腿部的生殖器經，從上往下用力的做區域刺激約5～7次。

③沿著後背從肩胛骨下方至腰部周圍的背骨，從上往下實施強力的直線刺激三次，並從背部往左右方做區域刺激十次以上。

④閉上眼睛，從眼皮上往下壓擠，雙手指尖相向，以食指、中指、無名指等三根手指壓住眼皮向左右兩側拉曳般地輕輕刺激。每三秒進行五次。

⑤內眼角（鼻端處），外眼角（近耳朵處）、眼睛的正中央下方處。以中指指尖在這三點上，每三秒鐘五次做強力的"點"刺激。

北村女士的視力較衰弱，因此她皺眉凝視物體的表情，又更加深了她眼睛四周的皺紋。第④的刺激可恢復視神經的疲勞，第⑤項的三點強力刺激，乃消除眼角皺紋最有效的運動。

經過我指導實施身體按摩擦揉法之後大約一個星期，皮膚已稍微浮現了些許的透明度。一個月後，北村女士自信滿滿的說：「稍加化粧，大概已經完全看不到皺紋了吧」！

像北村女士的情況，因爲自己不明瞭到底使用何種美容法才能解決問題，所以任憑臉上的皺紋積壓了十年，並且已放棄了所有的希望了。透過正確的身體按摩擦揉法之實施，三個月以後，簡直令人不相信她已是三十歲的人般地，肌膚一轉而成富有活力嬌嫩的樣子。

如北村女士的皺紋煩惱，普通應用蒸氣浴式的蒸氣法亦可補足肌膚的水份，不過，從肉體的內面機能去調整肌膚的狀況，正本清源的根本性方法，應該才是一勞永逸的聰明作法。

化粧品後遺症的原因不在化粧品本身

另外一個實例是去年秋天，因滿佈臉上的濕疹和雀斑而來拜訪我的山田女士，她的症狀連醫生都束手無策，但她最後終於恢復了原來女性的眞正美。

山田信子女士（假名）住於神奈川縣，有一位十三歲的兒子，是四十歲的母親。她跟丈夫在十年以前離婚，現在獨自工作撫養十三歲的兒子。

山田女士造訪我的原因是因使用化粧品的後遺症，她的煩惱我一看就知道是因雀斑而引起的所謂：「女子顏面黑皮症」。問題中心點的雀斑從嘴部周圍直到臉頰，並及於額頭，因皮膚過敏的發疹遍佈整個臉上，她說：「臉上常常癢得很難受」。

這種形態的雀斑，最典型的特徵乃是常常帶著搔癢而來，肌膚變紅→發疹→發癢→變成瘡毒的乾燥狀態→剝落→變成雀斑→這種形成的狀態不斷地循環漸漸地擴散而變得越來越嚴重。

山田女士因臉上常常癢得厲害，致使她不敢去碰自己的臉。

事情的經過是這樣的：「一年前使用化粧品而發現了後遺症（化粧品中毒），於是前往皮膚科醫院治療。最初醫生當做普通的濕疹給予診治。但並無效果，因此轉而求教於其他醫院，該醫院的診斷發現是使用化粧品引起的後遺症狀」。

該醫院檢查後認爲：「欲完全痊癒至少須要四年的時間，但是臉上的肌膚已剝落不堪，再也無法恢復原來的面目了。」醫生的這一席話，使她受到相當的打擊。

更進一層的探討原因後，山田女士從三年前左右，每喝啤酒就有發疹的現象，也就是她帶有變態反應體質的自覺症狀，同時也有神經性胃炎的經驗。屬於典型的神經質並稍稍帶有肌膚過敏的傾向。

事實上，不合體質的化粧品，最易導致皮膚的中毒。膚表不適症狀的種類繁多，皮膚老化，皮膚粗糙，鹼性皮膚炎等。但是這些症狀並不可能導致如此嚴重的中毒狀況。聽她說完事件的始末後，我知道自己的猜想果然不錯。

我用美容儀器（根據肌膚表面的末梢神經之異常而找尋淤血點的機械）檢查的結果，腎經和肝經的經線很清楚的浮現著。而且從運動測驗中更確定她腎機能失調，以及肝機能衰退。

容易患化粧品中毒的女性，大多數是腎機能衰弱者。有了先天性的潛伏因素，再加上精神上的壓迫感，對於女子顏面黑皮症來說，乃是最好的孕育溫床。只要排除精神上的緊張感，我絕對相信，經脈美容法的效果是絕對的。

我問她：「妳最近有沒有什麼煩惱的精神壓力，或者是當雀斑剛浮現時，妳有否遭遇什麼挫折呢？」

她回答道：「一年以前，因失火房子全被燬了。我以自己一個弱女子，千辛萬苦好不容易從廢墟中整理出一點頭緒……」，「雀斑出現時正好是我跟先生離婚之後，因為跟孩子們分開，只有一個在我身邊，所以………。」

山田女士的狀況來說，在她體能狀況最惡劣的時期，她仍然使用化粧品，而這正是引起化粧品中毒的誘因，亦是出現雀斑的原因。

山田女士的場合所需的身體按摩擦揉法如下：

①從腿部的腎經和肝經一齊，由下往上用刷子擦揉。這樣可增強肝臟和腎臟的機能。

②用力的以刷子擦揉脚掌心的全部，並在脚掌心上方處以手指腹用力壓擠。這可由對腎經的刺激有力的影響腎機能的強化。

③從脚部內側足踝開始往上至一個手掌距離的中央地方，以手指腹做點的刺激，從足踝至上

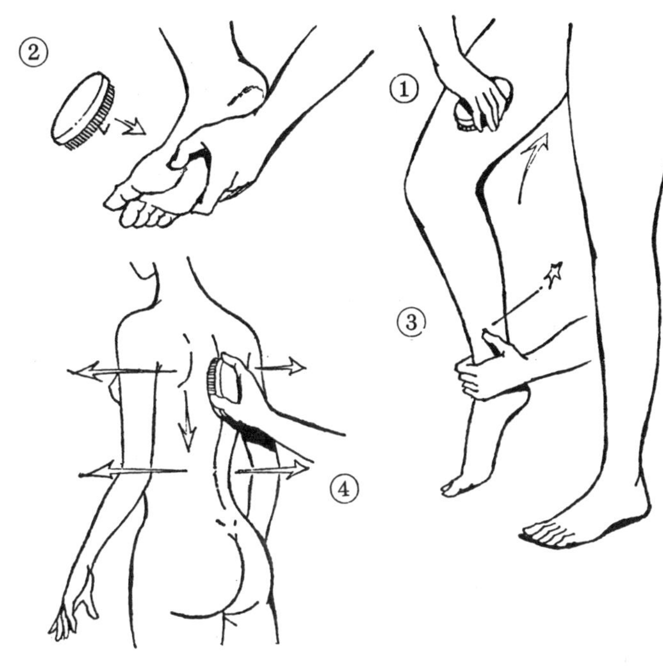

方兩個手掌距離沿著腎經線以指尖壓擠同時又進行線的刺激，有強化腎機能的效果。

④後背全體，首先沿著中央的背骨由上往下用力的做線的刺激，然後由背骨中央向兩側體外以毛刷子擦拭，這個動作乃針對包圍著肝臟和腎臟的肌肉，以及通過這些肌肉上的自律神經之中樞等的刺激，並促進肌肉和自律神經中樞的作用。

因爲山田女士從事會計工作，因職業性質，長時間的繼續處在同一種姿勢之下工作。經由後背全體的刷拭，可壓迫通過背骨中央的神經，可再造中樞神經的正常化。這是第④項運動最重大的效果。

的驚訝！

確實針治頑固性雀斑，後遺症

連續的實行以上的身體按摩擦揉法，山田女士的美容病症痊癒的速度之快，連我都感到相當的驚訝！

當然精神上的壓迫感，經由彼此的交談而驅除殆盡，對她的病況之好轉也有影響性的效果吧！散佈全臉無法觸摸的發疹，僅僅四天之內就變成瘡痂，二十天以後，所有的瘡痂消失，殘留下來的皮膚上的色素沈著也慢慢減少。整段過程的記錄如下：

七月二十三日　來訪；接受前述的身體按摩擦揉法之指導，在家裏自行實施腎經和肝經的經脈以及後背的毛刷擦拭法。

七月二十六日　所有的發疹（濕疹）變成瘡痂，紅色的發疹現象消失。

七月三十日　新的濕疹不再出現，舊有的逐漸消失。

八月十二日　不必再使用止癢軟膏。濕疹和瘡痂完全解消，膚表的沈澱色素開始減退。手可以觸摸臉頰。

八月十八日　色素減少至一半左右。雀斑已消失，部份的皮膚比一般人更美麗。而且性情更開朗。

山田女士，爲了止癢的需要，敷用含有副腎皮質荷爾蒙的軟膏。這種藥對於止癢當然有很大的卽效性。

但是因爲皮膚已經沒有任何抵抗力了，所以也易於引發其他各種不適症狀的產生。山田女士在完全停止使用止癢軟膏後，從八月十二日開始卽安心的使用美顏術了。

該種止癢藥也有用內服的，從舊式的美容法而言，內服藥雖能從體內治療外表，但其效果可說是極稀少。因爲藥物發揮顯著的藥效，相對的由於身體的抵抗力薄弱，雖然不適症狀解除了，但對身體健康的重大惡影響自不在話下，許多問題大概是因此而產生的吧！

山田女士繼續進行按摩擦揉法的同時，經由彼此的對談，她已較初時更爲朗爽。到了八月中旬左右，她告訴我：「老師，我的化粧品後遺症並不是由化粧品本身引起的，我已經不再懼怕使用化粧品了。」我一方面回答她：「當然啦！如果正確的使用化粧品的話，根本不會有任何麻煩的。」一方面在內心裏想：這位女士一定會變得更迷人的。

因爲她一向相信化粧品後遺症乃由化粧品本身而來，使得她連洗臉都沒有辦法，因而憎恨化粧品，但現在她已瞭解了化粧品本身所包含的眞正意義，不再厭惡化粧品了。

第三章

經脈美容法帶給妳最佳的美容效果(1)

※使妳的肌膚細嫩柔美更具魅力

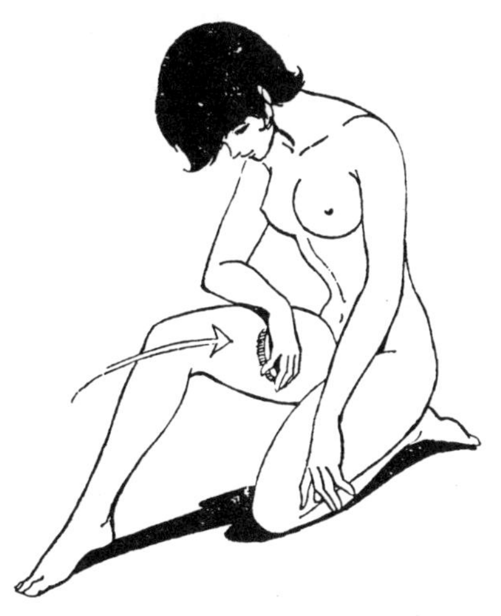

身體的按摩擦揉法及其效果——能改造妳的肌膚

爲了使我們女性均能擁有細嫩、柔美的肌膚

我學美容的目的就是希望能使我們女性們更加美麗，更具有女人的魅力，故我總是盡力地爲女性們服務，創造女性美實在是我的理想。因此常常有許多女士到我的美容中心來向我請教美容上之問題，我總是以促膝談心的方式坦白地和她們談論美容上的意見，而且針對她們的皮膚之體質，教給一些合於她們肌質的美容術。而經脈美容法就是最能促進內臟器官機能之健全，使我們身心爽快，且能由身體內部來改造妳的肌膚之美容術了。故理學美容研究所也針對此種美容法，日以繼夜地研究，以便藉此服務更多的女性們。

但是因爲這種經脈美容法是由身體內部來創造女性美的理論，在世界上來說還是最新穎與特殊的技術，而且研究此種美容法之技術來指導女性們的美容師，爲數極少，故我總是用電話來教導詢問的女士們。但是因爲人力有限，總不太能滿足各方的需求。

爲了要使更多的女性能學得此種在美容上具有極大效果的美容法，我將更忙碌，而且也要費

心地去培養專門的美容師來從事此種經脈美容法的工作，但畢竟這總是費時的。

因此我出這本書的第一個理由就是希望那些無法直接向我當面請教學習的多數女性們，以及認爲我的經脈美容法深具效果，對我有信心的女性們，能利用此書，用自己的雙手來創造美麗的身材及肌膚。這就是我寫這本書最大的願望了。

此外來我的美容中心學習的女士們，因爲一週僅來一兩次，也可藉此書，在妳的日常生活當中可隨時練習此種美容法。經脈美容法就是不妨礙我們日常生活而設計的美容法，可說非常方便實用。

經脈美容法學起來容易，使我們不必靠著美容專家的幫助，也能夠把握其中之正確的知識與方法，而且十分的有效。本書就是以經脈美容法爲中心，此外還增加了一些心理的、物理的美容法。本章的各種美容法，在妳日常生活中抽空來學一學，就能解決妳皮膚上的煩惱，改造妳的肌膚，使妳擁有一身柔美的肌膚。而構成一身細嫩柔美肌膚的條件是：

一、肌理（皮膚紋）要細膩。

二、適量地分泌汗及肌膚的脂分，肌膚潤澤。

三、肌膚所含的水分、脂分量適當，肌膚剔透（有透明度），富彈性。

四、末梢神經（著在肌膚上的神經）的感受性正常。

五、表皮上無汚垢。

這樣妳對構成一身細嫩柔美的肌膚之條件有了概念之後，妳就可以照著書上所指示的「按摩擦揉法」去做。

但是必須持之以恒，持續三個月後才有效果，爲什麼呢？因爲三個月後肌膚才會有一度的新陳代謝，使妳的肌膚換成新的肌膚。

假如妳想一生擁有較別人爲長的美麗青春之歲月，就必須有耐心、努力不懈的去做，若是妳缺少那份耐心與毅力的話，那我勸妳還是去看小說或電影算了，不必白費時間與精神來讀本書。

妳也能成爲美容的專家

只要妳照著經脈美容法的要點去做各種的按摩刺激，妳也會慢慢地成爲個中高手，在美容這一行妳多少也會有些心得的。而且在做身體各部之擦揉時，要有愛憐自己身體似的心理上之準備，這樣地去按摩擦揉，會使妳身心愉快。

按摩擦揉刺激的種類及方法有下列幾種。

①區域性的刺激　陰經的肝經、腎經、陽經的生殖器經，均須用手掌等作帶狀性的刺激，此外用刷子、布，作螺旋狀的刺激也是屬於此種區域性的刺激。

刺激。

②**線的刺激**　即直線性的刺激，沿著陽經的胃經、大腸經、淋巴管經、小腸經之線，來擦揉刺激。

③**點的刺激**　在經脈之線上或其他皮膚上神經強力活動之點，用指尖或指腹用力地指壓來按摩刺激，在陽經及陽經的區域上則要用指尖強力地指壓，在陰經或陰經的區域上，則要用指腹柔軟地來按摩刺激。

此外由上而下或由下而上之刺激也有所不同。因爲由上而下的刺激則上部力量較強，由下而上的刺激則下部出力較強，故不太一樣，這就要視經脈所要刺激範圍的不同而定了。

而關於擦揉用的刷子，最好是用毛刷，卽獸毛或馬毛所做的刷子最好，此外若無毛刷用硬毛巾或絲瓜布（卽台灣話所稱的菜瓜布）也可以。

因爲實行身體的按摩法時大部分均要裸露身體，故在入浴時來做最爲恰當，當然在房間內做也沒關係。作時可先擦上香粉（撲粉）或面霜。

現在我就介紹各種的身體按摩擦揉法及其效果，每天做一次，不要間斷，一定有效。

1.去除皮膚上的小皺紋

皮膚上生有小皺紋是屬於肌膚老化現象之一，我們的肌膚到了二十、二十一歲的成長期爲止，皮膚隨著身體的成長，表皮和眞皮（表皮的下層）的細胞也發育旺盛，但過了此成長期皮膚的細胞就不會再增加了。

而細胞不再增加後，若是我們身體保養不好，或神經過於緊張，新陳代謝變弱，皮膚的細胞也就變少了，因此眞皮的營養分（脂分和水分）也就減低，以致表皮之表面上成溝狀條紋，這就是小皺紋了。

因此二十多歲的年輕人，若身體很瘦弱，臉上有的也會出現皺紋，故小皺紋並不是中年人享有的特徵。

一般來說，肌膚的細胞所以會失去脂分和水分以致老化，主要原因是消化器官的不良，消化機能低下，以及女性荷爾蒙分泌的衰退，和傳送給細胞營養分和酸素之血液污染，毛細血管血液循環不良之緣故。若能照著下面所述的經脈美容法之擦揉按摩法來做，就會使全身的機能和毛細血管之血液循環恢復正常。

除了實行這些按摩擦揉法外，可每天在臉盆內倒入熱水，用熱水的蒸氣來蒸發臉部，此外每天還要喝開水（體重×一四cc，例如五〇公斤×一四＝七〇〇cc）。

肌膚所以會老化，焦躁、神經緊張也是其中原因之一，因爲神經緊張，肌膚表面的末端神經受到刺激，會加速肌膚的老化。故要常保持輕鬆的心情。

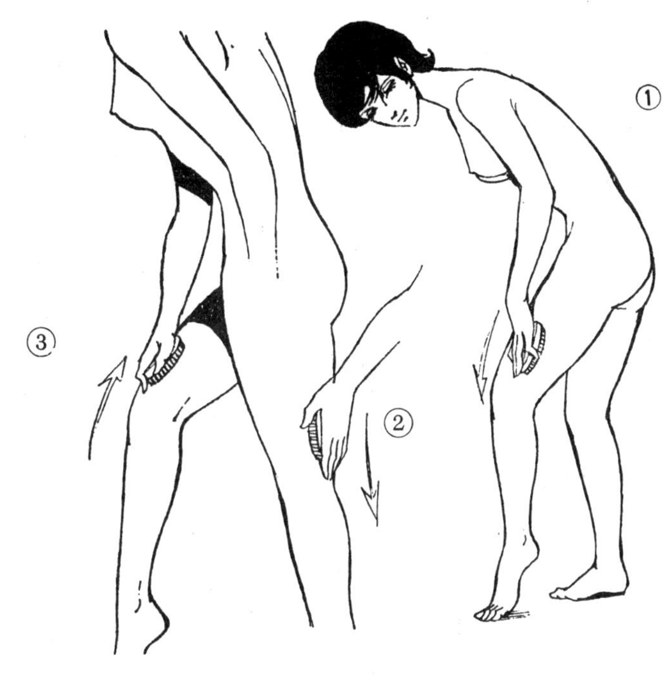

【身體的按摩擦揉法】

①沿著足部的胃經，用指尖或刷子，由上而下，強力地作直線性的擦揉刺激5次以上。

②沿著足部的生殖器經，由上而下，用刷子作區域性的擦揉刺激5次。

③在足部的腎經與肝經交接處，由下而上，用手掌或刷子，柔軟地作螺旋狀的區域性的擦揉刺激一〇次。

④在手臂外側的大腸經、淋巴管經、小腸經，等三經脈之線，用刷子由肩而下作強力的直線性刺激5次。

⑤沿著背部中央的背骨，從肩胛骨之間到尾骨爲止，用手或刷子強力地作直線性的擦揉刺激5次以上，然後在此線左右

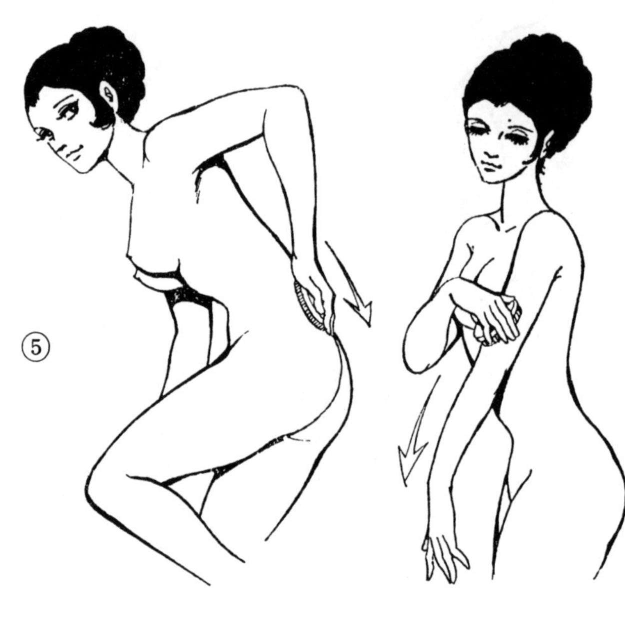

之地區，作區域性的刺激一〇次。

要保持肌膚的不老化，必須防止水分及脂分的減少，所以要強化消化器官的機能。上述的①④點之胃經、小腸經、大腸經之刺激，能促進消化器官機能的正常。

而第②③點的生殖器經、腎經之刺激，對於促進荷爾蒙分泌之正常也很有效。此外爲了要使血液循環良好，排除血液中廢物的腎臟，製造血液的肝臟，消除細菌的淋巴管等之器官的機能必須正常才行，而②③④點的擦揉刺激，就具有促進這些器官機能活動正常的效果。

這樣一來藉著經脈美容法來刺激這七條經脈，就能使體內各機能之活動正常，而使全身肌膚的細胞變年輕，不老化了。

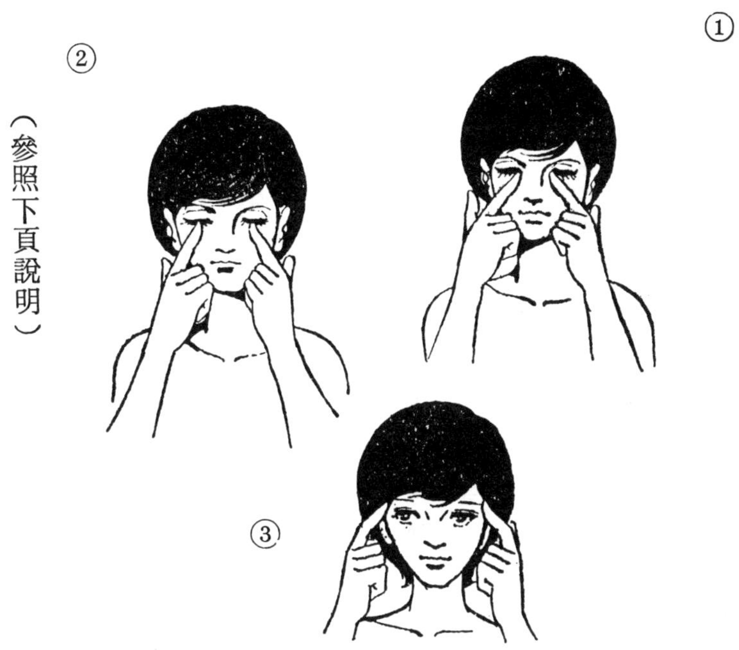

還有第⑤點刺激通過背骨的脊椎神經及自律神經，及包圍內臟器官的肌肉，也有強化這些神經及器官機能的作用。

此外爲了安定神經，可刺激性感帶較多的陰經之經脈及肝經、腎經，當然最好的是想辦法時常使自己保持愉快輕鬆的心情，作些有節奏，韻律感的輕微運動，若能每天在擦揉經脈運動及保持精神安定這兩方面下工夫的話，持之以有恒，若不是很深的皺紋，經過一兩個月後均能消除。

我們女性肌膚上出現的小皺紋，大多從眼的四周即眼角、外眼角、眼下開始。

要消除此部份的皺紋，可隨時在此部分用手指加以按摩，一定有效。

【身體的按摩擦揉法】

①用兩手的中指貼在眼角，強力地指壓，作點的按摩刺激5次，每次5秒鐘。

②在眼下中央處，用中指的指尖或指腹指壓按摩，作點的刺激5次，每次5秒鐘。

③在外眼角旁約3～4毫米處，用指尖強力地指壓按摩，作點的刺激5次，每次5秒。

上述的指壓按摩法，能安定視神經，藉著眼角四周圍的刺激能消除此部分的皺紋，當然要和前面所述的改造肌膚的按摩法一併去做。

第①點的刺激是在生殖器經脈上的一點，指壓按摩時能使頭部清爽，消除眼角下之小皺紋，且據說有美目、矯正近視、遠視的功用。

第②點的刺激之點是屬於胃經的經脈，能去除眼下的小皺紋，同時能防止眼下肌膚的鬆弛。因為眼下若鬆弛或有小皺紋，會呈現薄黑色，這是因為末梢神經淤血所呈的血色素之色，故在眼下給予刺激，能使淤血部分緊縮，達到去除血色素的效果。

第③點所刺激之點是膽經脈上的某點，能去除外眼角的小皺紋，且能給予肌膚富有活氣。

以上所說的這些點的刺激，實行一週後就會有效，若是眼角沒皺紋的人，作了之後也能使妳的眼部舒暢。

若能照著前面所說的這些身體按摩擦揉法，及點的指壓刺激法來練習，一星期後一定有些見效，故急躁的女性練習時一定要有耐性，經過一兩個月後，不知不覺中妳的肌膚上之小皺紋已經消失了，而皮膚也變成細膩柔美。

2. 消除雀斑、黑斑及預防之法

我們人體肌膚之色所以會有黑、白之差別，均由體內色素來決定，若色素異常地沈滯，肌膚表面就會呈現黑色及茶褐色之斑點，這就所謂黑斑、雀斑。

此種黑斑、雀斑分佈在我們身體上的部分並不一定只有一兩處，也有的人身體大部分的肌膚均會分佈著。來我的美容中心請教的女性中，三人中就有一人是希望能幫她除去皮膚上的黑斑、雀斑的。

這種黑斑、雀斑，乍看之下，好像已生在皮膚上很長的時間，且很難消失的，其實我們人體表面的皮膚，因新陳代謝的緣故，大約三個月的時間會重新更換過一次，而黑斑、雀斑也和舊的皮膚一起落掉，因此我們所看到的黑斑、雀斑可能就是新長出的。

這樣地黑斑、雀斑，在同一個部位繼續不斷地生長著，實在是令人煩惱的一件事情，故身體內的色素之異常的沈滯就是生出黑斑、雀斑的原因，這可能是由於肝臟機能低下或腎機能低下的緣故，若這些機能不能恢復正常，黑斑、雀斑也就繼續生長，不會消失。

因此與其說來消除黑斑、雀斑，不如說來防止新的黑斑、雀斑之發生更爲重要。若能照著下列的按摩擦揉法，最慢經過三個月（新陳代謝之單位）一定有效。

而黑斑、雀斑因其發生原因有所不同，故美容法也就不同，下列有4類原因及其美容之法，請妳自己選擇適合自己症狀之美容法照著去做。

(1)因妊娠關係所生的黑斑、雀斑

【症狀】大部分均是體胖的女性在妊娠中或產後所生出的黑斑、雀斑，特別是墮胎或人工早產之後，容易生出黑斑、雀斑。

其顏色是茶褐色，常發生在臉部等的左右對稱之位置上。

【身體的按摩擦揉法】

①在足部後側的生殖器經，由上而下，用刷子作區域性的擦揉刺激5次。

②在脚的小指根上（屬生殖器經之末端），用食指的指尖，用力地指壓作點的刺激5次，每次3秒鐘。

③在背部的腰椎（背骨之腰部的地方），由上而下，用刷子作直線性的擦揉刺激5次，以此線爲中心，在其左右處，用刷子或手掌，作區域性的擦揉刺激一〇次以上。

妊娠對於女性的子宮、卵巢等生殖器官來說，是一變異，故母體必須發揮最大機能，以作爲人母。

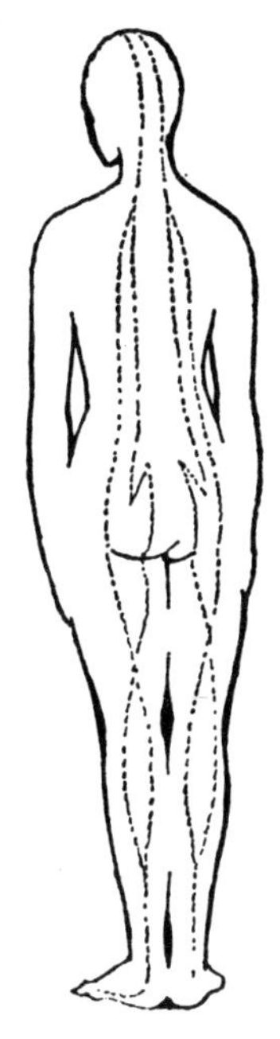

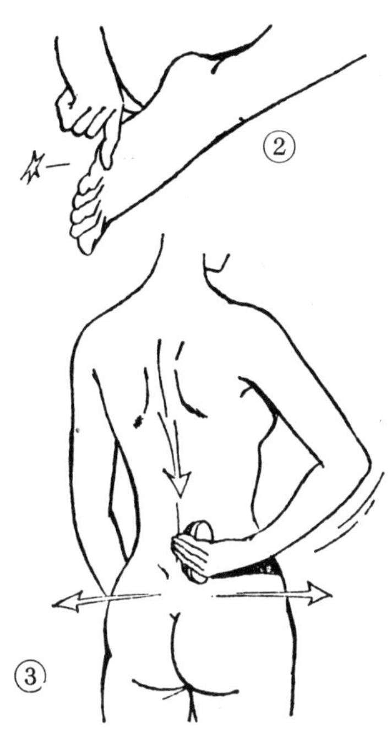

妊娠時，男性荷爾蒙（副腎男性荷爾蒙）的分泌會減少，而爲了使子宮內膜變厚以保護胎兒，故女性荷爾蒙的分泌量會增多。此卽爲卵胞荷爾蒙，而此種卵胞荷爾蒙卽帶有易生黑斑、雀斑的因素在內。

因此妊娠中出現的黑斑、雀斑，若性荷爾蒙的平衡正常的話，就會消失，但是因人而異，有的人產後，此種黑斑、雀斑，不會消失，而餘留在肌膚上。

這是因爲生殖器官的變調，以致荷爾蒙的分泌不平衡的緣故。

此外若是墮胎或是人工流產，也會混亂母體的生產機能，雖然胎兒已經除去，但是卵胞荷爾蒙仍會繼續分泌，而造成荷爾蒙分泌之不平衡。

而且因爲墮胎或人工使之流產，致使胎兒消失，也會使人內心感到悔恨，心存罪惡感，以致精神負擔變重，而混亂自律神經，我想這遠比生黑斑，更令人感到痛楚吧！

第①和②點生殖器經的刺激，能促進生殖器諸器官機能的活動。

第③點分佈在腰椎的脊椎神精，與自律神經對於子宮和卵巢有作用，故在此點的刺激，能促進各器官的正常活動。

若能照著上述方法去做，就能解除荷爾蒙分泌的不平衡，而新的黑斑、雀斑也不會產生。

(2)因肝機能低下而生的黑斑、雀斑

【症狀】這也是肥胖的人生的機會較多，呈茶褐色，大體上生在身體上左右對稱的位置。此外因胃腸虛弱太瘦的人也會生長黑斑、雀斑。爲了區別妳是因生殖器官機能低下而生黑斑，或是因肝機能低下而生黑斑，可做右手向背運動和脚掌展開運動的測驗，來測驗一下，若是妳無法做脚掌展開運動，則是妳的生殖器官機能有問題，若不能做右手向背運動，則是妳的肝機能低下。

【身體的按摩擦揉法】

①沿著足部的肝經，由下而上，用刷子或手掌柔軟地作區域性的擦揉刺激5次以上。

②在膝部內側的凹處用大姆指腹（右脚用右手擦揉，左脚用左手）強力地指壓按摩，作點的刺激5次以上，每次3秒左右。

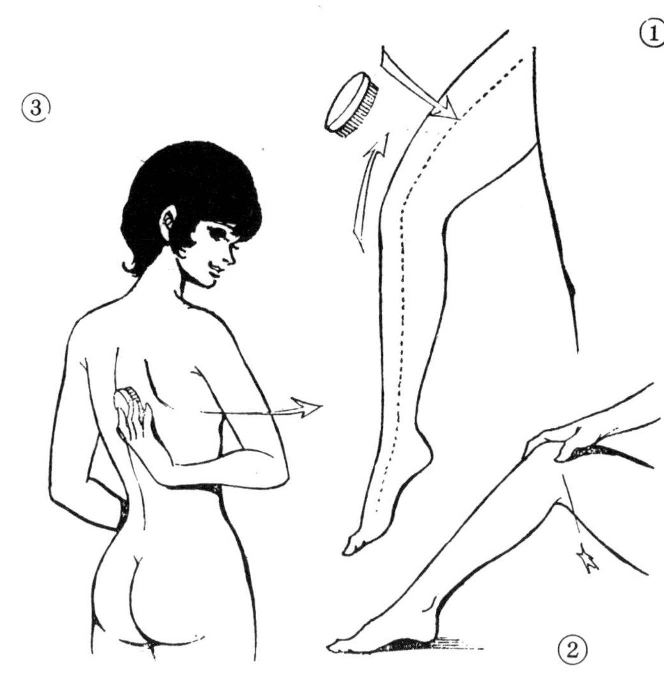

③在肩胛骨之間，由上而下，用刷子擦揉，作直線性的刺激5次，在沿此線的右側作區域性的擦揉刺激一〇次以上。

④用食指、中指、無名指，三指的指腹，沿著臉部的肝經圖，以顎尖──→口旁──→鼻旁──→眼中央──→額等之順序然後再返回下顎反覆地作區域性的按摩刺激5次以上。

⑤右手的搖擺運動。首先將肩部放鬆，將右手搖擺到左肩上，而手腕的內側要接觸到下巴，作一〇次以上。

⑥將右手肘彎曲，靠近在側腹上，而用拳頭頂在左手肘上，如圖，此動作一共作一〇次。

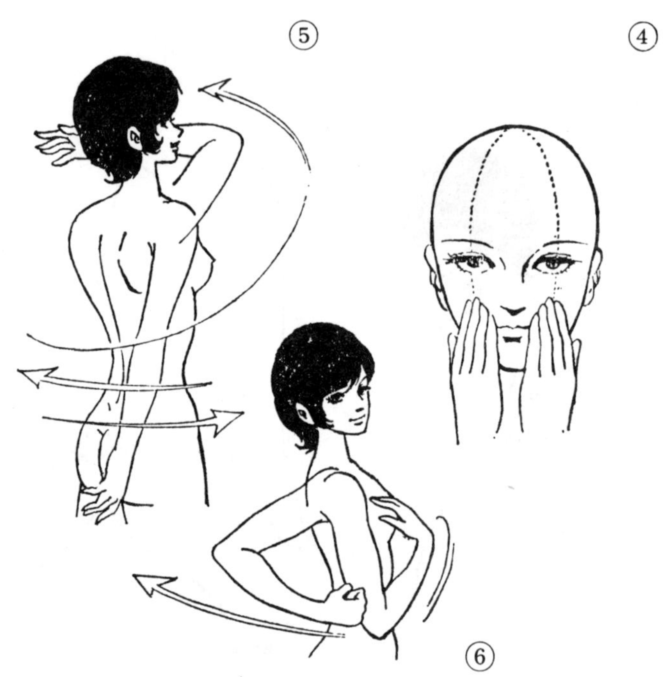

此型的黑斑、雀斑，是由於長時間的操勞，及心情的緊張焦慮，而使肝臟器官之機能低下，以致生出黑斑、雀斑，但並不是肝臟疾病。

①〜④點的肝經經脈之刺激，能使肝機能的活動旺盛，預防生出黑斑、雀斑。

第④點顏面肝經的刺激，在每天晚上就寢前，用手指按摩，若能塗上些面霜，使按摩順暢，效果更好。

第⑤⑥點的運動，能使因肝機能異常而包圍背部肝臟的變硬肌肉，變成柔軟，有助於促進肝機能之正常化。

(3) **由皮膚的搔癢症而生的黑斑、雀斑**

【症狀】常見於體型瘦弱的人。變成黑斑、雀斑的經過是這樣的：肌膚變紅↓

發疹成顆粒狀→皮膚感到發癢→皮膚變成乾巴巴的瘡痂狀→皮膚剝落→變成黑斑、雀斑。

此種黑斑呈紫褐色，若患得嚴重一點的人從臉部擴大到頸部。

【身體的按摩擦揉法】

①沿著足部的腎經線，用刷子或手，由下而上，柔軟地作區域性擦揉刺激，最少一〇次。

②在足踝以上大約一手掌處的地方，用大姆指腹作點的按摩刺激5次，每次5秒鐘。

③在肩胛骨到腰際之間，由上而下，作直線性的擦揉刺激5次，再沿此線的左右作區域性的刺激一〇次以上。

此種型的黑斑，也有人稱爲「女子顏面黑皮症」是一種頑固的皮膚病。主要是由於腎臟（特別是副腎）機能的不正常，而使副腎分泌的荷爾蒙不能平衡，以致生出此種黑斑。

此種型黑斑，在日本戰敗後，出現在許多女性之臉上，精神上的困慮，對於荷爾蒙分泌之不平衡給予極大的影響。

第①和②在腎經上區域的刺激及強力的點的刺激，能促進副腎機能之活動。

第③點在自律神經中樞線上的刺激及包圍在臟器背部皮膚上之刺激，能使支配這些器官之神經安定。

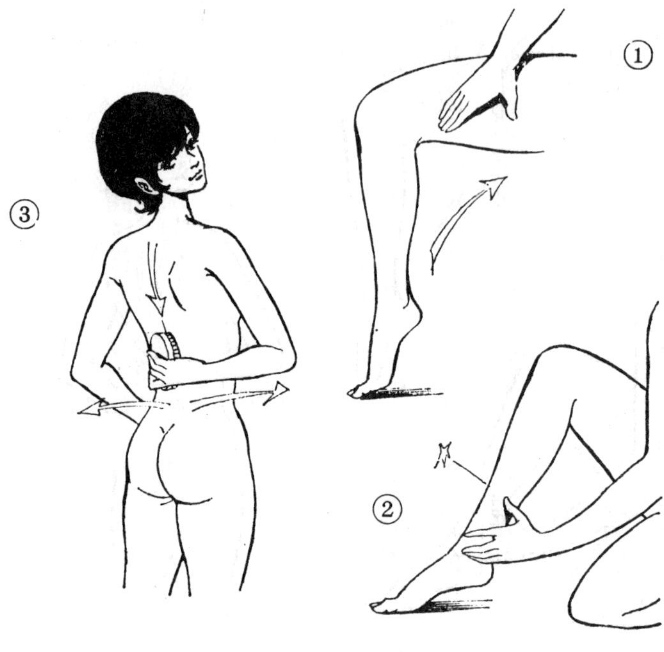

由於腎經是性感帶分布較多之處，爲了要消除精神的緊張，腎經的刺激必須心情和諧地來做。

而且因爲患此種型黑斑的人多半肝機能也低下，故可和第(2)種的肝機能低下用的身體按摩擦揉法一併來做。

有許多人爲了止癢，到藥房去買含有副腎皮質荷爾蒙的藥，但是此種藥物會減弱肌膚的抵抗力，反而容易引起其他皮膚的症狀，故最好不要使用。除非說是皮膚特別癢，難以忍受時，才使用。在臉上皮膚發癢期間，除了乳液和洗臉用的化粧品外，不要再使用其他的化粧品。

(4) 二十歲前後容易生出的黑斑、雀斑

【症狀】此種黑斑、雀斑常出現在年

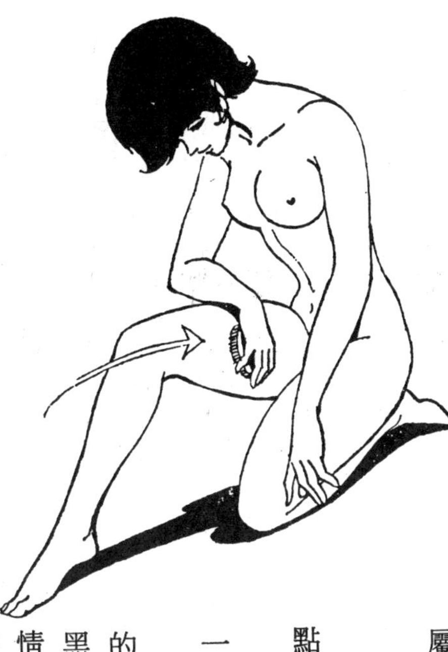

輕女性或發育尚未成熟的年輕女孩之皮膚上。故屬於成長期中的黑斑、雀斑。

【身體的按摩擦揉法】

①生殖器經的刺激，參照八三頁(1)的①到③點，照著去做。

②在大腿內側到腹腿溝，用刷子，擦揉刺激一〇次，若無刷子用硬布也可以。

此型黑斑、雀斑發生的原因，是因爲男女性的荷爾蒙之分泌量未能正常，以致不平衡，而生黑斑、雀斑，因此隨著女性的成長，自然而癒的情形也很多，故此種黑斑、雀斑又稱爲「處女性肝斑」。

但是因爲長期地生在臉上，精神上也令人煩惱，故有藉著按摩擦揉法來消除的必要，使性荷爾蒙的分泌正常，所以帶有易生黑斑、雀斑肌膚體質的女性們，可藉經脈美容法來消除。

第②點的生殖器官的刺激，能促進這些器官之成長。

3.使粗糙、乾性的肌膚恢復正常

一般人由於體質的關係，有油性皮膚及乾燥性皮膚。

皮膚過於乾燥，是由於脂分（皮脂）的分泌較少，因此肌膚內所含的水分量及脂分量也就很少，肌膚的新陳代謝不良，以致舊的表皮仍殘存在皮膚上，這就是粗糙的乾性皮膚了。

此種乾性皮膚與年齡無關，而是因人的皮膚體質的問題而發生的，不過也是老化之現象。當然人的年齡一大，其肌膚也就會變得粗糙，這是一定的現象。

但是皮膚所以過於粗糙、乾性，與其說是脂分的不足，倒不如說是水分的不夠來得恰當些。

當然露於衣服外之表皮肌膚常與外界接觸，故水氣容易散掉，而爲衣服遮蓋不露於外的肌膚，分泌之水分就不容易消失。

爲了要彌補肌膚的水分不足，每天可以喝適量的開水，（體重×一四ｃｃ），還有在臉盆內倒入熱水，藉著熱水之蒸氣與臉部接觸，可以達到潤濕肌膚的效果。

此外還要藉著經脈美容法之擦揉，來恢復身體的機能，以達到美化肌膚，使之不老化的效果。

【身體的按摩擦揉法】

爲了要使體內養分及水分能消化吸收，必須藉著刺激七條經脈，來促進代謝機能。

①足部腎經、肝經的刺激，在足部內側，用刷子柔軟地作區域性的擦揉刺激3次。

②沿著足部的胃經，由上而下，用刷子強力地作直線性的擦揉刺激3次。

③沿著足部的生殖器經，稍微用力地，用刷子作螺旋狀的擦揉刺激3次。

④沿著手的大腸經、淋巴管經、小腸經等三條經脈，一起用刷子或硬布作直線性的擦揉刺激。從手腕到指尖爲止，共擦揉3次以上。

⑤沿著臉部的腎經，由下顎到太陽穴爲止，將四根手指（姆指除外）並攏，用手指指腹加以按摩刺激5次以上。如下圖所示。

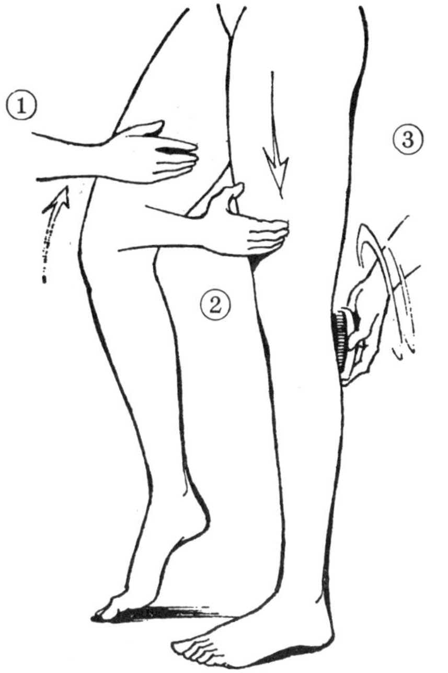

⑥沿著臉部的肝經，用食指、中指、無名指三根手指的指腹，加以按摩刺激，手指按摩時先由下顎開始→口旁→鼻旁→眼的中央→額→髮際。然後再返回下顎，一共做5次以上。

第①點到④點的七條經脈之刺激，能提高與美容有很深關係的體內臟器器官之機能活動，以上的這些按摩刺激僅在每日入浴時來做，就有很好的效果了。

第⑤點和⑥點顏面肝經、腎經的刺激，對於促進攝取水分與排除廢物之腎機能與促進新陳代謝之肝機能之活動具有效果，同時能增加肌膚的抵抗力與具有促進新陳代謝的作用。

有些女性並非眞的有粗糙的肌膚，她們却認定自己是如此，她們說「我的皮膚夏天是油性的，但是到了冬天就變成乾性的了」，其實這只是季節的變遷，並非什麼嚴重之事。

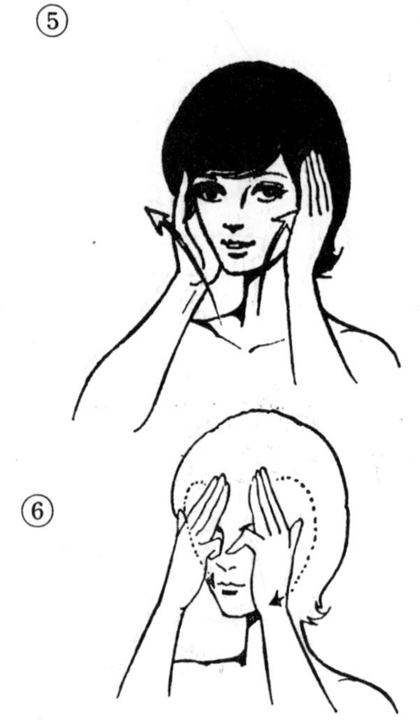

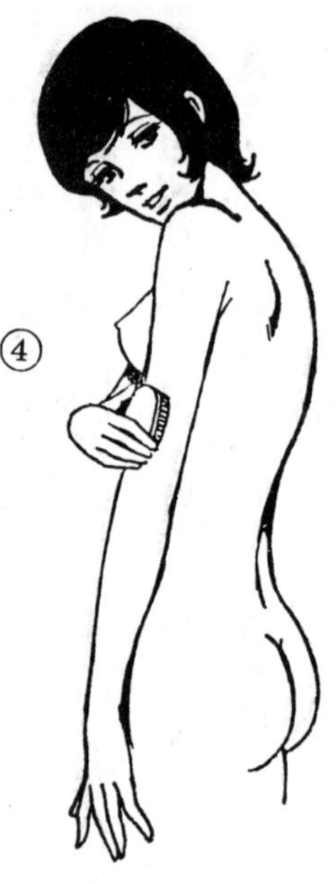

眞正的粗糙之肌膚，可由下列之測試得知。首先妳在就寢前，使用清潔面霜，去除肌膚上的污垢，再用洗面皀洗臉，徹底地將油分及香皀洗除掉。

然後不再塗上任何化粧品就去睡覺，翌日早晨，洗完臉後，若是臉上肌膚並無潤澤，就是有粗糙肌膚的人，因爲早上肌膚應該是潤濕的。此外「皮膚粗糙」與「粗糙的皮膚」也有所不同。

在我們肌膚的表面覆著許多由身體分泌的汗及油脂混合在一起的薄皮，此種薄皮從春天到夏天，汗和水分較多（親水性），而由秋天到冬天由於汗的分泌減少，故油分較多（親油性），這是正常的自然狀態，因此我們要順著這狀態正確的來使用化粧品。

若是我們皮膚粗糙，只要了解原因，很快就可以治好，但是若放任不去管它，就會眞的成了粗糙的皮膚，肌膚變成老化，生出小皺紋來了，因此我們要注意了解自己肌膚的狀態，若不能理解而亂用化粧品去美容的話，到頭來只會弄巧成拙得到反效果了。

4.消除青春痘、使油性皮膚變成普通皮膚

青春痘是「青春的象徵」。過了此一青春期就生得較少，比較容易治療，但是並非說青春痘就是年輕人特有的專用品，成年人也會生長、得痘的。

我們臉部所以會生青春痘，是由於肌膚的油脂分泌過多的緣故，卽油性皮膚的人才會有此得痘的煩惱。在我們人體皮膚的表面有一種分泌皮脂的皮脂腺之孔穴，由於長時間的受到不潔之物及化粧時所撲白粉的阻塞，此皮脂腺之孔穴就發炎了。

由於皮脂腺所分泌的皮脂在出口卽被阻塞，漸漸卽形成了一粒粒的青春痘。

因此細菌在此皮脂腺及其周圍容易活動，而形成化膿。但是若是分泌正常，皮脂腺孔穴不受阻塞的人，卽使是油性皮膚，也不會生青春痘的。

當然皮脂的分泌過多，且不常洗臉以保持顏面清潔的話，常會使青春痘化膿，因此我們要想

辦法使油性皮膚變成普通皮膚。

故使皮膚清潔是驅除青春痘的第一步，而且必須徹底的將臉洗乾淨。

有些人認爲油脂是造成青春痘的原因，所以不使用清潔皮膚用的油脂洗面霜，但實在並非如此，我們皮膚表面的毛孔上之不潔之處及皮脂腺的皮脂若要徹底的保持清潔，單單靠肥皂是不夠的，故必須使用清潔皮膚之洗面霜將污穢處清除掉，然後再用肥皂和水再加以清潔乾淨，但是若不能徹底清潔乾淨時，留在臉上的油脂就會使青春痘惡化，故此點必須注意。

此外使油性皮膚惡化的另一因素是偏食，這是在實行經脈美容法之「身體按摩擦揉法」之前必須注意的問題，對於甜食及含有動物性蛋白質、脂肪的食物應儘量少吃，此外如巧克力和蛋糕則必須禁止食用。

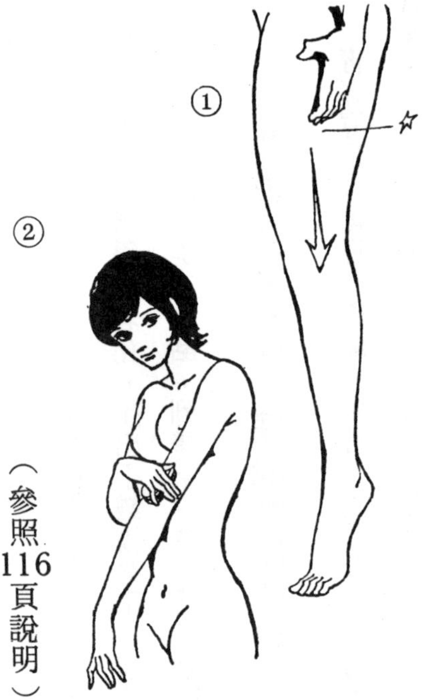

但是實際上說來，常注意洗臉，對於皮脂的異常分泌，並不就能完全根治，而且女性化粧時也會受此困擾。

因此在此我們對於人體的油性皮膚及青春痘之問題，有研究探討對策的必要。

①

②

（參照116頁說明）

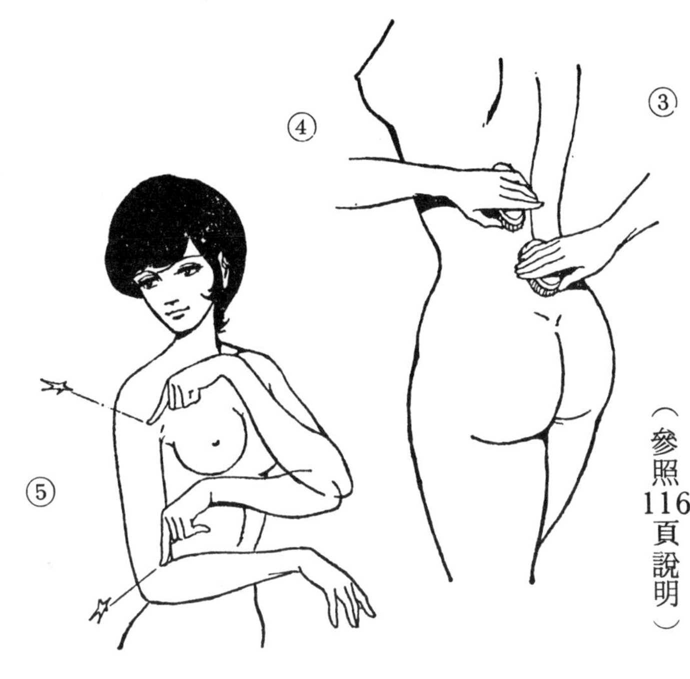

人體皮脂異常分泌的原因是由於消化器官機能低下及內分泌機能失常不能平衡的緣故，若是到了三、四十歲的人，還一直感到胃脹、消化不良，則他的消化器官一定有問題了。

十七、八歲的年輕人所以會長出「青春象徵」的青春痘，主要是荷爾蒙分泌失調的緣故，在此年齡的青年男女由於內分泌機能異常而使荷爾蒙不易平衡，故才容易生青春痘，所以要實行「身體按摩擦揉法」以確保內分泌機能的正常，此種按摩法對於月經不順的人也有效果。

(1)因胃腸失調，及油性皮膚而生的青春痘

【身體的按摩擦揉法】

①沿著腿部的胃經從上往下用刷子作直線性的擦揉刺激5次。

②沿著手的大腸經、淋巴管經、小腸經，用三根手指頭加以按摩刺激5次，此外再用刷子擦揉手腕的外側。

③用手在腰骨的上下方用力的作直線性的按摩刺激5次，然後在其左側用刷子作區域性的擦揉刺激一〇次以上。

④用刷子在腰椎（背骨腰部的地方）處，上下作直線性的擦揉刺激5次，然後再移往左右處，作區域性的擦揉刺激一〇次。

⑤在手臂大腸經之處（肩骨下），及手肘彎曲時肘上凹下之點，如圖示，用食指出力地作點的指壓刺激5次，每次5秒鐘。

若是油分的分泌異常，就會導致胃、腸等消化器官失調，若能依照①至⑤點圖示的經脈刺激，就能促進消化器官的正常化。

而且第②點淋巴管經的刺激，能使淋巴液流暢而防止青春痘化膿。

③、④點由於刺激支配胃、大腸、小腸的中樞自律神經及刺激包圍在各臟器、器官背後的肌膚，而能使自律神經的活動正常化。

此外第⑤點之兩處的指壓、按摩，能防止青春痘的化膿，即使是油性皮膚的人，也不太容易再生青春痘。

(2)思春期或生理不順所生的青春痘

【症狀】有些女性雖飲食正常，但却突然生出許多青春痘，而且皮膚也帶油性，此種症狀大部分發生在皮膚粗黑，身體瘦弱，聲音很粗等帶有些微男性特徵的女性身上。

若是女人的男性荷爾蒙過多，就容易生青春痘，在女性開始發育成爲女人，即青春期時，照理應該女性荷爾蒙分泌較多才對，但是由於生殖器關係的機能之變調而妨害了女性荷爾蒙之分泌，故才造成了男性荷爾蒙過多的現象。此外如精神過於緊張時也會造成副腎機能的荷爾蒙之分泌不正常，而使男性荷爾蒙分泌過多。

如左圖的「身體按摩擦揉法」藉著刷子之刺激，而能使生殖器官、及腎臟等諸器官之機能正常化，且能回復內分泌的平衡。

腎經是使女性易感到快感的性感帶之一，由於性的快感就能導致女性荷爾蒙的分泌較盛，故要多刺激此一地帶，就有意想不到的效果。

【身體的按摩擦揉法】

①沿著腿部的胃經，由上而下用刷子柔軟地作區域性的擦揉，刺激一〇次以上。

②由大腿的生殖器經，由上而下用刷子作區域性的擦揉、刺激。再用刷子在大腿後部擦揉5

①

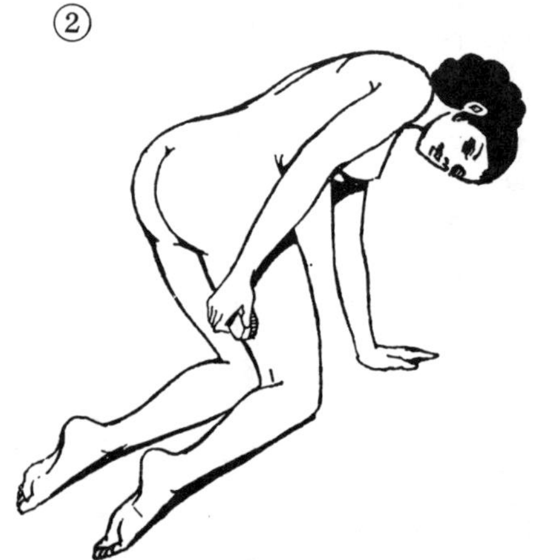

次。

5.使皮膚上的小疙疸消失掉

由小小紅紅的小疙疸，而漸漸化膿變成了腫疱，就是我們再如何刻意地去化粧也掩飾不了，實在令人困擾。

而此種小疙疸並不是油性皮膚才有，實在令人煩惱，一般人可能會認爲是由於睡眠不足或飲食過量的緣故，此外的原因就不得而知了。

但是實在說，造成此種小疙疸的原因是由於皮膚體質的關係。而會帶有這種皮膚體質的原因則是由於偏食的緣故。（如動物性蛋白質、脂肪、燐蛋白質之食量過多，及吃甜食過多等）。因此我們若能從改善平日所吃的食物上來著手，就能改良我們的體質，而不會再生出小疙疸了。

在飲食方面，對於蔬菜、海草類、油脂、肉類、魚類、貝類、蛋類、乳製品、豆類等九種要平均攝食，不可偏於一種，此外多吃水果及生吃蔬菜也非常有效。

除了對於飲食要注意平衡外，同時也要強化我們的消化器官，提高我們消化吸收的能力及代謝機能的功能，因爲消化機能的不良也是造成我們皮膚上會長疙疸的原因之一。

【身體的按摩擦揉法】

①用刷子按摩刺激手的大腸、淋巴、小腸等經脈，由上而下反覆地摩擦手臂的外側5次。

②沿著小腿的胃經，由上而下，用力地作直線性的擦揉刺激5次。

③沿著腿的肝經、腎經，由上而下，用刷子柔軟地作區域性的擦揉刺激5次。

④用刷子擦揉刺激腳底。

⑤沿著肩胛骨到腰際之間，由上而下，用刷子強力的作直線性的擦揉刺激5次。然後再沿左

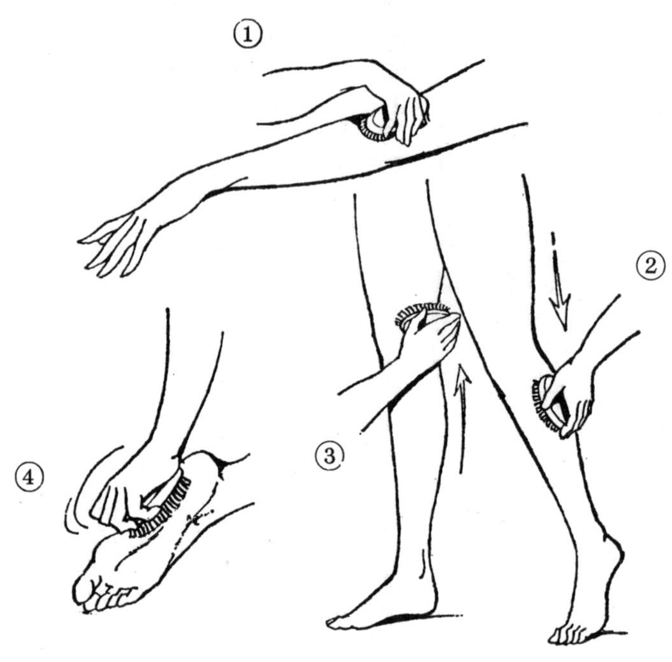

右方向作區域性的擦揉刺激一〇次。

⑥在肩骨下低窪之處，用中指尖強力地指壓作點的刺激５次，每次３秒鐘。

以上刺激消化器官經之目的是要強化各消化器官的功能，而且刺激淋巴管經，能使淋巴液流暢，而不至使皮膚化膿，能改善我們的體質。

⑥的指壓刺激對於防止化膿也有很大的效果。

③④的肝經、腎經之刺激，能強化肝機能與腎機能，且具有促進代謝機能的功效。

⑤腰背地帶的刺激，對於促進支配各器官的自律神經之中樞的機能活動具有功效。

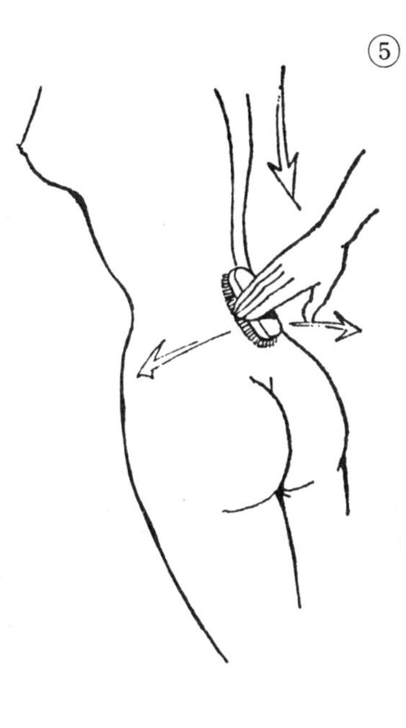

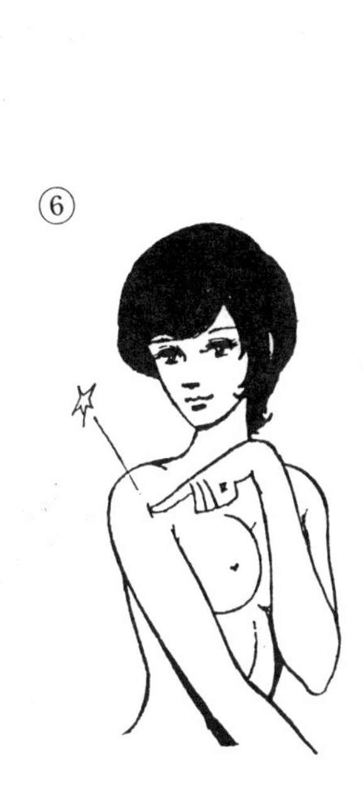

若能依據上述的改良飲食之方法及經脈美容法之按摩術來實行，在二、三個月裏就能消除疙疸，並且能使身體舒暢。

不過身體上生小疙疸的另一原因與神經過敏也有關係，若是我們心情過於焦慮不安，或是不滿現狀，以致心情鬱悶不開朗，會使我們身體各機能低下，以致生出小疙疸。故我們要盡量保持愉快心情，想辦法除掉，發洩我們心中之苦悶，參照實行（七四頁之自律訓練美容法）。

6.使粗糙、皺裂的皮膚恢復原有的柔潤

我們的皮膚所以會變得粗糙，百分之

八〇～九〇%均是由於受到身體外在因素的影響。此種外在因素雖然有很多種，但是我們若能發現得早，且保養得法，就能使我們的肌膚恢復原先的柔潤、細膩。當然要恢復肌膚的柔潤最好是能減少肌膚的疲勞。

我們現舉例來說明肌膚所以變粗糙之外因及症狀吧！

①由於使用化粧品的方法錯誤——我們的肌膚必須經常覆蓋有酸性的保護膜（汗與油脂混合的東西）才算正常。此外鹼性的刺激，能擴張皮膚的汗腺與皮脂腺，且能促進新陳代謝，而使肌膚恢復柔潤，但是酸性化粧品與鹼性化粧品使用時若太偏於一方的話，就會造成皮膚粗糙、皺裂。

(A)過度的使用收斂化粧品（即酸性化粧品）——會導致肌膚緊縮，由於神經及毛細血管的緊縮而使肌膚易於老化。

(B)過度的使用鹼性化粧品——若是鹼性化粧品使用過多的話，由於肌膚代謝促進過高而導致鹼性皮膚炎等之發炎症的產生。

②在寒冷冬天裏，不保護皮膚而接觸到冷空氣時——我們皮膚的毛細血管及汗腺已經全失掉了順應性。

③在屋內常受到冷氣的吹襲時——在違反自然環境的溫度、濕度中，夏日空氣中的水分已被剝奪，因而我們肌膚的水分也極端地變成很少。

④過度使用肥皂時——由於過度使用肥皂，以致我們肌膚的油分被洗掉，若不使用油性化粧品來補救的話，我們肌膚的油分就不足了。

⑤由於日曬而使皮膚脫落——因為皮膚表皮被日曬而使皮膚中的水分及油分也被剝奪了，故易使皮膚粗糙、皺裂。

此外如用檸檬切片來美容刺激皮膚的話，也會造成皮膚皺裂，因此我們要注意以上所述的這些使肌膚粗糙的原因，以防止皮膚老化。

對於上述使皮膚粗糙的因素我們當然有應付之法。

若是酸性皮膚的人，應用鹼性化粧品使之柔軟，但是若患有鹼性皮膚炎的人則要和專家商量使早日恢復健康。若是我們水分不充足時要多喝開水或蒸餾水以為補充。這樣就能使我們粗糙的皮膚早日恢復柔潤。此外還要多做以下的身體按摩法。

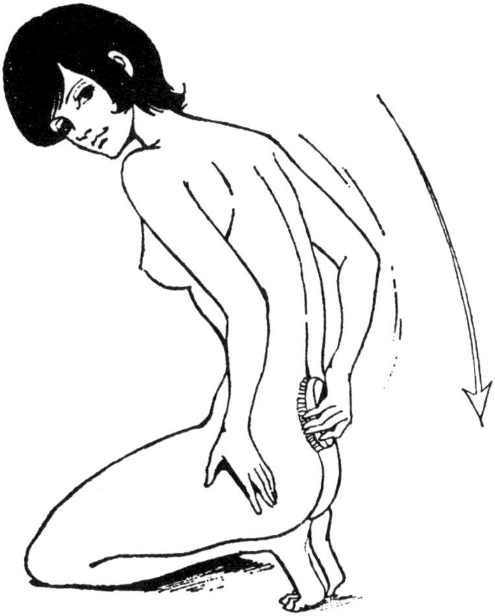

【身體的按摩擦揉法】

①

①沿著背部中央的背骨由上而下用刷子出力地作直線性的擦揉刺激5次以上，然後再往左右方方向用刷子作區域性的刺激一〇次。若沒有刷子用硬布塊代替也可以。

由於刺激背部中樞神經的緣故，故能使我們通往體內內臟器官之神經的活動正常化，且由於刺激此一地帶，使得包含在內臟器官附近的肌肉變成柔軟。

此外在皮膚末梢神經周圍附近的毛細管，若有淤血現象的話也可藉此按摩，而使淤血消除，促進血液的正常活動。

7.消除斑疹及過敏性皮膚

斑疹是因漆瘡（因受漆毒而生的皮膚病），或因帶金鎖項鍊或新錶帶，而引起皮膚過敏的一種接觸性的皮膚炎。

但是皮膚所以會帶有易患斑疹的體質，是因爲腎臟器官（主要是副腎）的機能不調和的緣故，因此若能實行以下的身體按摩法就能促進腎臟機能之活動，而增強抵抗力。

而且心理上的影響因素是此種過敏性皮膚的特徵，故在容易患斑疹時期要注意不要常改變使用的化粧品，此點要特別注意。

容易患斑疹的時期是在：

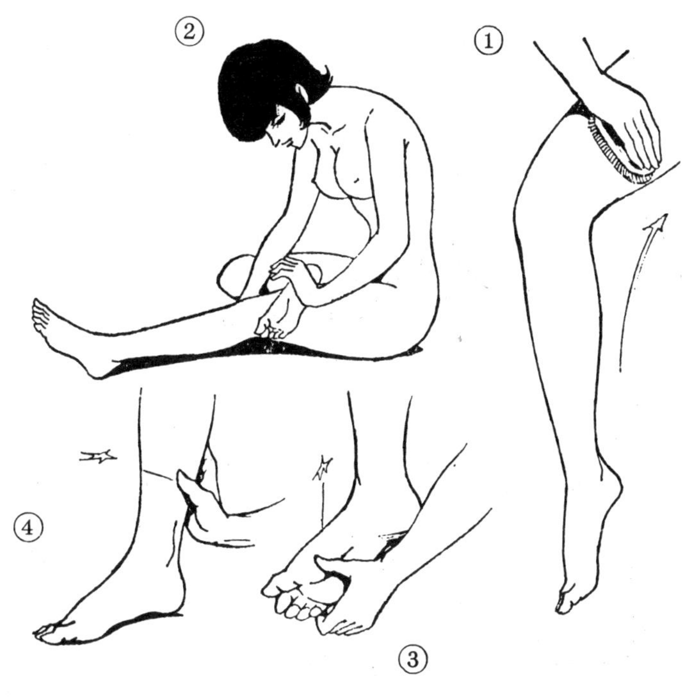

(A)肉體上、精神上疲勞時　(B)生理前的高溫期　(C)春天結束後之梅雨期　(D)年齡在二十一歲前後及更年期。

【身體的按摩擦揉法】

①沿著腿部的腎經，由上而下柔軟地用刷子作區域性的摩擦刺激此地帶5次以上。

②用手強力地按摩脚底。按摩時右脚膝部彎曲伸到左脚大腿上，用左手按摩。

③在脚底掌心、大姆指下之處，用手的大姆指指壓刺激5次，一次大約用5秒鐘。

④在脚的內側，即足踝稍上之處的中央點，用大姆指指壓作點的按摩刺激5次以上，每次5秒鐘。

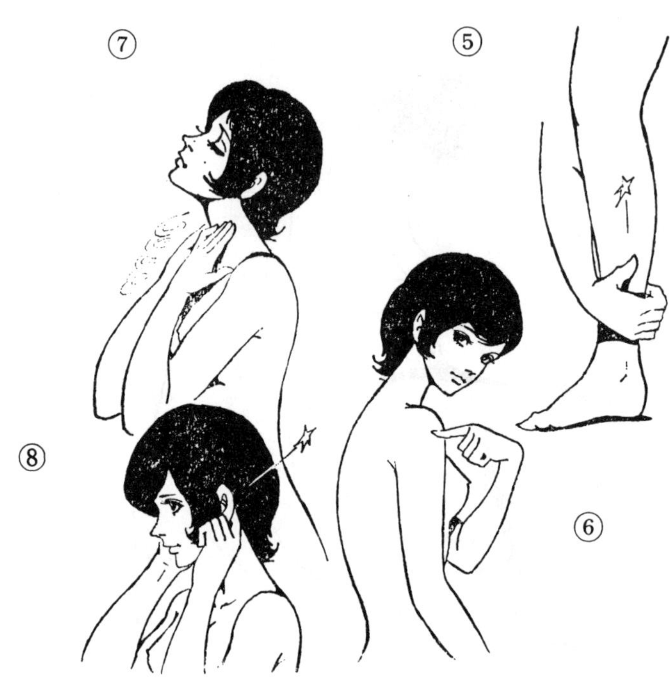

⑤沿著脚內側的腎經，即足踝到大約二手掌距離的地方，用右手的大姆指用力指壓左脚，及用左手的大姆指用力指壓右脚，一次5秒鐘，各指壓3次。

⑥在肩骨下中央凹下的地方，用食指指壓作點的刺激三秒鐘，共刺激5次以上。

⑦從鎖骨到頸部內側，由下而上用手指做螺旋狀柔軟地按摩5次。

⑧在耳朵後側下端五毫米的地方，用食指強力地指壓作點的刺激3秒鐘，一共刺激5次。

①和⑤的刺激腎經，能強化副腎機能的活動。②、③、④各點的腎經美容法的刺激對於腎臟關係的影響很大。尤其是第③點的刺激具有穩定情緒的效果。

第⑥點的肩下刺激大腸經，對於抵抗化膿或斑疹有效，能增強肌膚的抵抗力。

由於心理的影響，我們若覺得發癢的話就會導致神經過敏。這是在自律神經的兩個神經中的交感神經的活動增強（交感神經緊張亢進狀態），故我們在第⑦點的按摩，對於副交感神經部分給與柔軟的刺激，而能促進其活動。而第⑧點的按摩，則對於連接交感神經的部分給與壓迫而減輕其活動力，這樣雙方面的對於交感神經的活動給予抑制，就能使神經安定。

化粧品的斑疹

皮膚過敏雖是一種疾病，但主要還是心理上的因素居多。

前幾天我在一個宴會上遇見了一位對青花魚敏感的人，由於青花魚這一道菜是用醋漬的食物，故不易辨出是青花魚肉，等吃過後，一位友人就向這位敏感者說：「啊！你今天吃了不少青花魚肉了吧！」這位先生聽到這句話後，臉色大變，過幾分鐘後這人全身便起了皮膚過敏，生出了紅斑點。但是實在講這並不是青花魚，而是鰆魚。於是那位友人就道歉地說：「很對不起，那是我騙你的，其實這不是青花魚肉而是鰆魚肉。」可是這位先生在不到十分鐘之內已經從臉部到手均佈滿了紅斑點，實在可憐。

像這種極端的事例較少，此人是由於心理上的動搖，以致對皮膚發生影響。

在女性方面來說有一種化粧品的斑疹，此種斑疹的起因雖以化粧品爲主，但多多少少也含有其他因素，如心理的影響。

前面曾提到，在易患斑疹的時期，若常變用化粧品會易得斑疹，若是利用此種經脈美容法就能治癒斑疹，故要對此法具有信心才行，若患有斑疹時光是埋怨化粧品的廠牌是解決不了問題的，就像對青花魚有敏感的人，責備賣魚店的老板是無濟於事的。

當然使用化粧品時要選用適合自己皮膚體質的化粧品，但也不要太多疑，常變化粧品才好。

針對現患有嚴重斑疹的人

下面的方法對於患有嚴重斑疹的人有效，可試試看。

將蘿蔔的葉子切碎後，用湯匙的底部或用研磨棒將葉子磨碎。然後將葉汁滴二、三滴入一杯水中，雖然只有兩三滴，但茶杯的水已變成深綠色。再將紗布浸入水中三〇分鐘以上，紗布就變成了濕布，然後放在患部上，等到紗布乾了後，再反覆弄濕。

蘿蔔的葉子含有多量維他命及鈣，維他命具有保護的效果，而鈣則具有強力的消炎作用。

若患有嚴重的斑疹時，不可使用化粧品，而用前面所說的這個方法來保養皮膚。再利用經脈美容法就能增強肌膚的抵抗力，等到斑疹好轉後再用化粧品就沒問題了，而斑疹治癒後也不會再

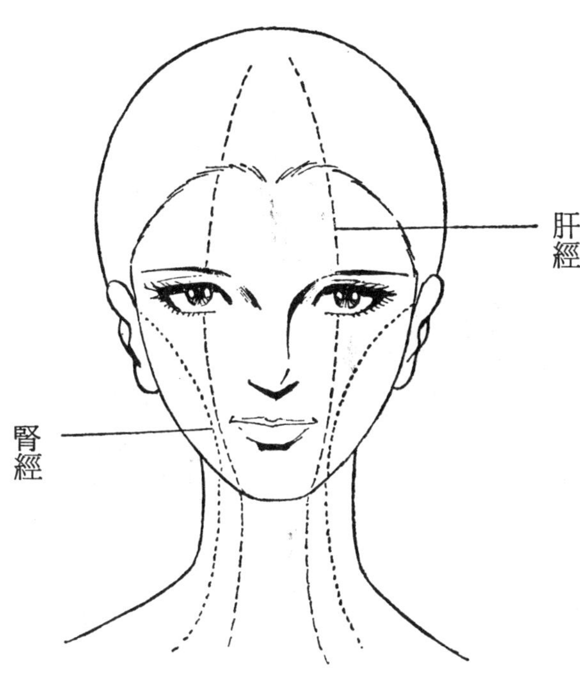

發作。

8.使老化的皮膚恢復青春的肌膚

「永保青春美麗的肌膚」是每一位女性的共同之願望。

一位女性若是臉上雖沒有長痘子或膿疱，但是皮膚不光潤，有點老化，也是令人煩惱的，由於常常拋頭露面在外工作的關係，灰塵、污垢常會佈滿臉上，而此灰塵、污垢實在就是美容的大敵，且因爲常受陽光照射而使顏面水分被剝奪，很易使皮膚老化。

此外由於內心的煩躁不安等心理因素也會影響肌膚，而使皮膚增加小皺紋及粗糙。

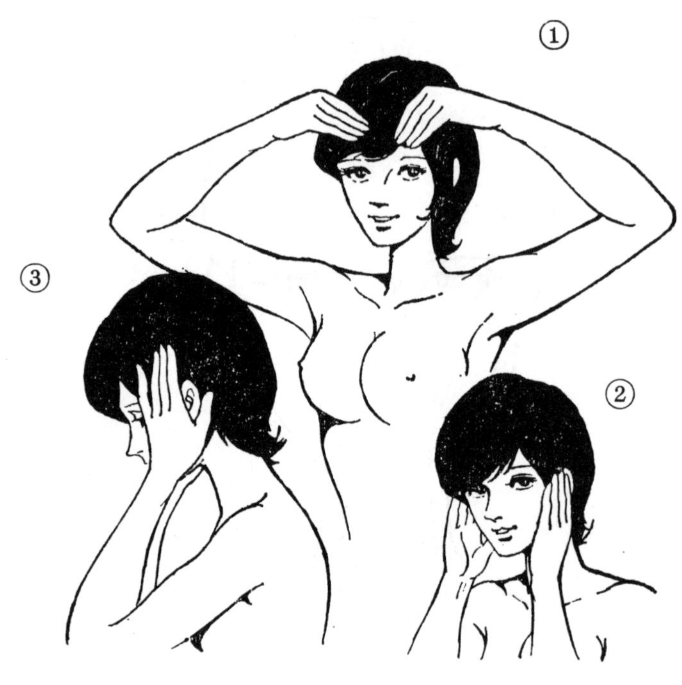

因此我們若要保有青春柔潤的肌膚，就必須實行經脈美容法，以確保我們的皮膚光艷照人。

我們的神經有許多集中在臉部，因此臉部的皮膚較其他部分容易老化、疲勞。從經脈美容法的圖示裏我們就可看出臉部的分布路線是很多的。

因此爲了安定自律神經，消除肌膚的老化，我們可實行下面所述的按摩擦揉法。

【身體的按摩擦揉法】

①順著臉部的肝經，先從下顎開始，經過嘴旁、鼻旁、到額頭，用四指（姆指除外），沿此路線柔軟地按摩刺激，一共反覆刺激5次以上。

②沿著臉部的腎經，由上顎開始到鬢

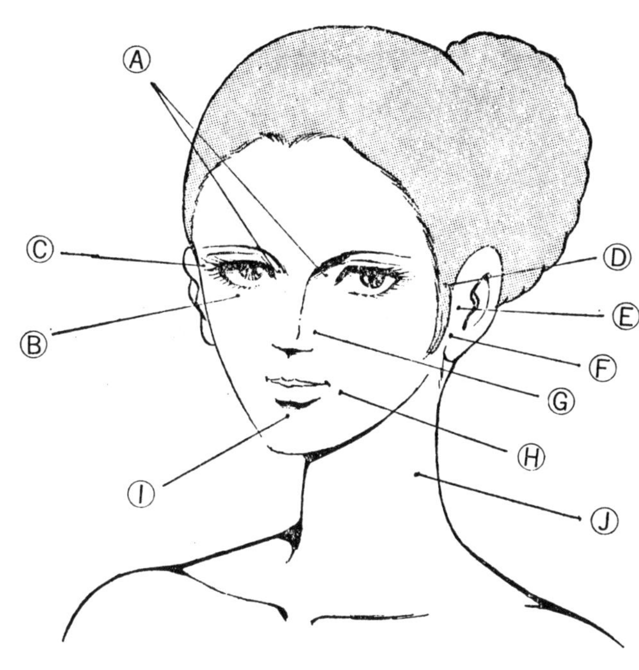

角爲止，用四指（姆指除外），反覆地按摩刺激5次以上。

③陽經直線性的刺激。在耳部後面約一公分處，用大姆指的外側，強力地按摩刺激3次，一次比一次增加姆指的壓力。

④陽經點的刺激。如圖示在眼角的A處及眼下中央的B處，及外眼角的C處，用食指的指尖強力地指壓5秒鐘，一共作3次。

⑤陽經點的刺激。在耳根中央的E處，及耳垂前側的F處，用食指指尖強力地指壓刺激3次，一次5秒鐘。

⑥陽經點的刺激。在鼻子上側的G處，及嘴唇旁的H處，嘴唇下，上顎中央的I處，慢慢地出力用食指指壓3次，一次

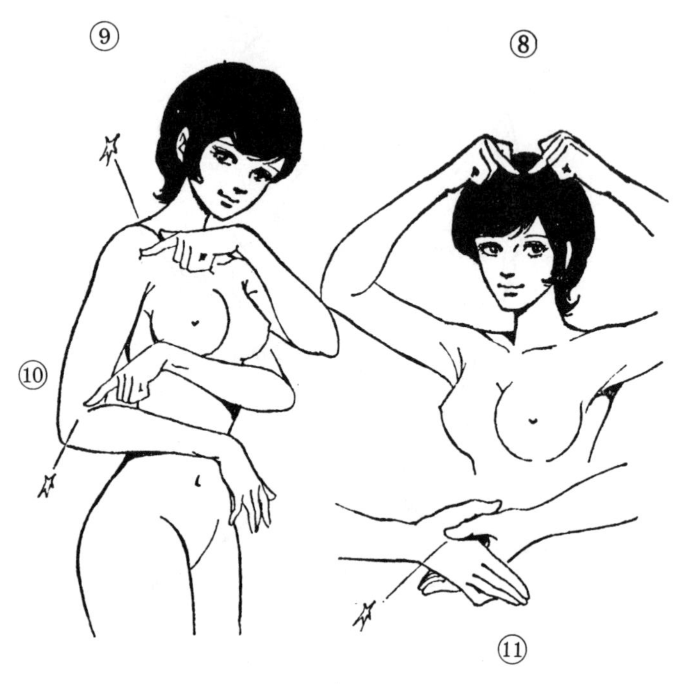

5秒鐘。

⑦陽經點的刺激。在頸部的J處，及耳垂後面下端一公分的地方，用食指尖出力地指壓3次，每次3秒鐘。

⑧在頭頂凹下處，用中指出力地指壓按摩3次，每次5秒鐘。

⑨陽經點的刺激。在肩骨下凹處，用食指或中指出力的指壓刺激5次，每次5秒鐘。

⑩陽經點的刺激。在手肘彎曲凹下之處，用食指或中指，指壓刺激5次，每次5秒鐘。

⑪在大姆指和食指之間，用另一隻手的大姆指用力按摩5次，每次3秒鐘。

我們顏面的神經，由於受到外在及內

在的刺激，故常處於緊張狀態。

這是由於自律神經中的交感神經變強的緣故，因此爲了安定神經，而強力的刺激支配交感神經的陽經，來抑制它的活動，而柔軟的刺激支配副交感神經的部分，則具有亢進其活動的功效，故使兩者得到平衡。

陽經支配交感神經的許多部分，而陰經則支配副交感神經的許多部分，利用強力的刺激能具有抑制交感神經的效果。

第④點的在眼部周圍三點的刺激，對於防止眼部周圍起魚尾皺紋，具有功效。

第⑧點的頭頂刺激，因爲陰陽經脈均集中在此（凹處俗稱百會），因此在此處用力的刺激，能促進全身機能活動之煥發。

第⑨點的肩骨下之刺激，對於抑制濕疹或膿疱具有效果，第⑩點的刺激，能強化消化器官的機能。最後第⑪點的指間之刺激，能恢復眼睛的疲勞，這是自古以來就爲人所熟知的。

在按摩指壓時可一邊看電視一邊做，若在冬天裏，可一邊在暖爐旁烤火一邊做，或是在早上運動，晚上洗澡時，以輕鬆的心情來做，經過三個月後，妳就會驚訝到妳的肌膚已恢復青春光滑柔潤。不再老化了。

此外在早晚洗臉時，若能照下列方法去洗臉，更加有效。洗臉時儘可能用刷子沿著陰神經的兩條路線，由下而上柔軟地摩擦，若沒有刷子可用手掌擦揉臉部肌膚。

還有一週作一次，徹底地「完全洗臉」，將顏面確實地洗乾淨。

首先用清潔面霜，將臉上污垢除去，再用香皀洗乾淨。將香皀洗掉後，在臉上敷上濕布（用紗布或棉花浸上柔軟化粧水）一〇分鐘。

敷上濕布十分鐘後，再作臉部按摩，然後塗上營養面霜，最後再塗上酸性化粧水，這樣就完成了一週一次的「臉部大掃除」。

9.使臉上黑斑不明顯之法

一般來說臉上生的雀斑和黑斑均大同小異，可謂難兄難弟，只是它們兩者發生的因子不同而已。

雀斑是由於身體內外聚有了許多長有雀斑的條件因素後才在肌膚上長出的，而黑斑則是母體的遺傳而生的。

因此通常大家均認爲要消除雀斑，可能還有方法做到，但若要完全去除黑斑則是不可能的一件事了。

但是我們若能將容易沈滯體內色素的因素除去，及遮斷紫外線等黑色素的活動，就能使生在

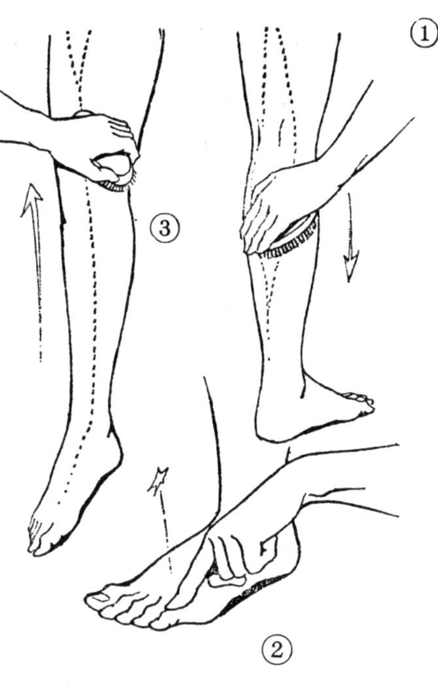

臉上的黑斑變淡而不太明顯。

避免紫外線照射的方法就是外出時避免陽光照射顏面，故外出時間選在早上或傍晚最為適當，特別是夏天要特別注意。

若是有事一定要外出時，必須先在臉上撲滿厚厚地香粉，以保護臉部肌膚，防止紫外線照射。

【身體的按摩擦揉法】

①沿著足部的生殖器經線之間，由上而下強力的作區域性的刺激5次以上。

②用食指指尖在脚的小指根上，指壓作點的刺激5次，每次3秒鐘。

③沿著足部的肝經線由下而上，用刷子或手掌柔軟地作區域性的擦揉刺激5次以上。

④在膝蓋的內側之凹處，用姆指強力的指壓作點的刺激5次以上，每次3秒鐘。

⑤沿著腎經線，由下而上柔軟地用刷子作區域性的刺激，擦揉一〇次以上。

⑥在脚的內部足踝以上大約一個手掌距離的中央點，用大姆指擦揉刺激5次，每次5秒鐘。

⑦從肩胛骨下到腰際的地方，沿著背骨由上而下用刷子刺激3～5次，在此中央線的左右地

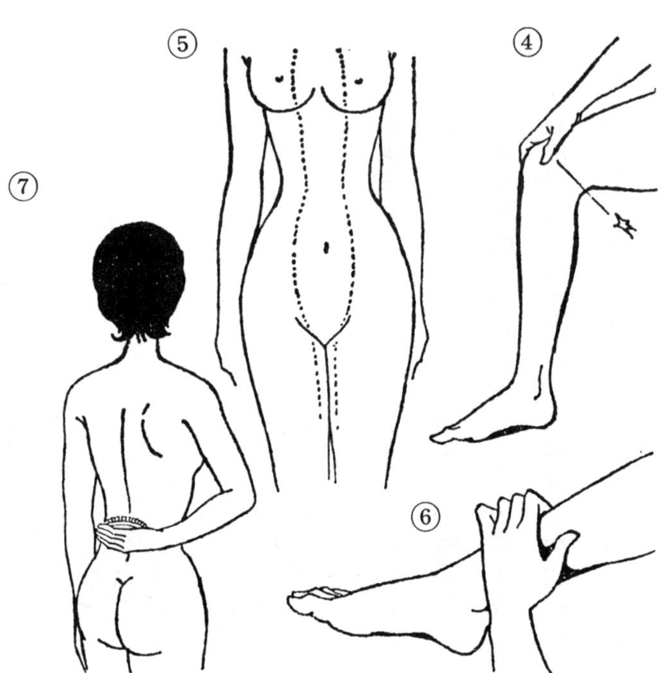

區，也用刷子作區域性的擦揉刺激一〇次。

以上的按摩刺激，能改善易患體內沈著色素的體質，而使黑斑不再濃生，漸漸變淡。

①和②的生殖器經的刺激，能促使女性荷爾蒙的分泌正常化，③和④的刺激，能提高肝臟機能的活動力。⑤和⑥腎經的刺激，能夠阻礙體內色素的沈著，而使副腎荷爾蒙的分泌活躍。

第⑦點的刺激，能促進自律神經活動，而促進各器官的活動正常化。

10.解決紅臉的煩惱

紅臉與心跳、情緒、體質有很深的關係，由於自律神經中的副交感神經呈現過

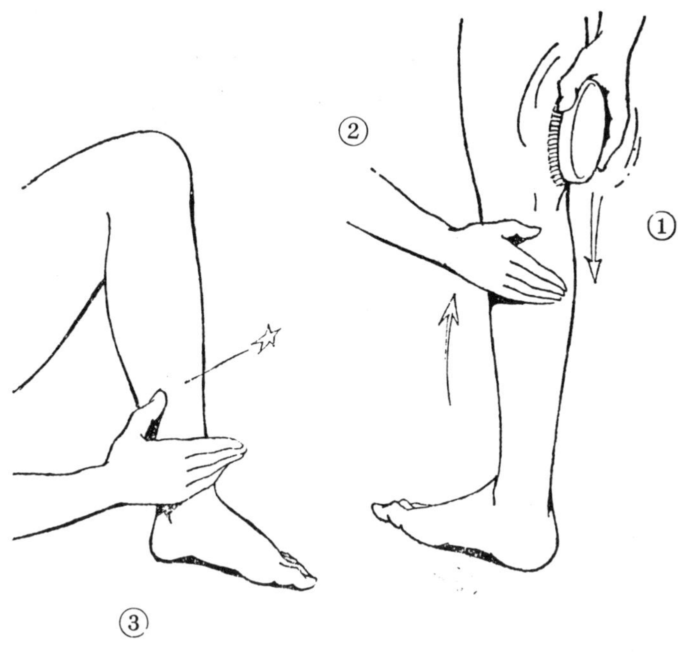

強的狀態，使毛細血管擴張，因而肌膚的表面就變成紅色。

女性若是女性荷爾蒙分泌很多的人，通常皮膚豐腴白潤、細緻，聲音柔細，很有女人的味道。

但是從性荷爾蒙平衡上來說，若女性荷爾蒙分泌過於優勢的話，也就容易長雀斑，因此有些女性在紅紅的臉蛋上生有雀斑，使人看了覺得她顏面不太乾淨。

紅臉在本質上來說是由於體質的關係，要完全治好雖很困難，若能依照下列的「身體按摩法」可恢復和一般人一樣的肌膚。

【身體的按摩擦揉法】

①沿著足部的生殖器經，由上而下用

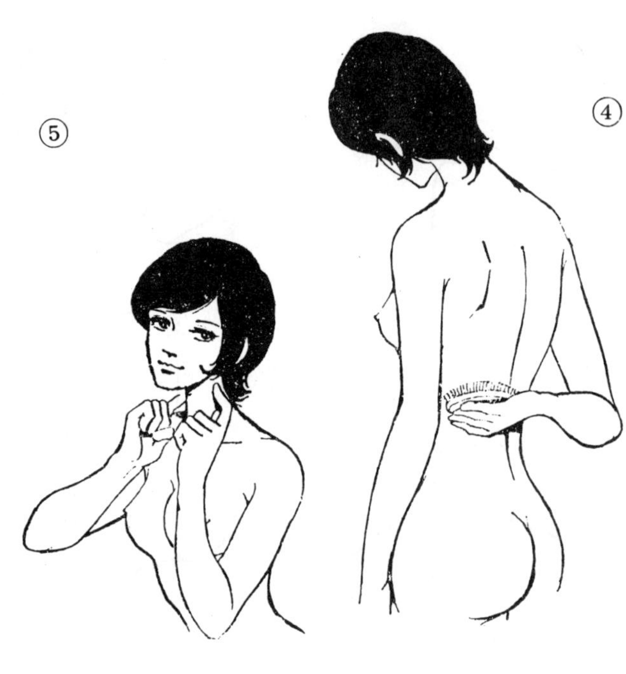

刷子或布，用力的做螺旋狀擦揉刺激5次以上。

②沿著足部的腎經，由下而上，柔軟地擦揉，作區域性的刺激5次以上。

③足部內側足踝以上大約一手掌的距離之凹處，用大姆指，用力地按摩作點的刺激5次以上，每次5秒鐘。

④在肩胛骨下到腰椎的地方（背骨腰際處），由上而下用刷子用力的擦揉作直線性的刺激5次。然後再由左而右，用刷子作區域性的擦揉刺激一〇次。

⑤在耳後到鎖骨的脖筋地方之中央處，用中指或食指尖，用力的指壓按摩5次，每次5秒鐘。然後再用四根指頭（大姆指除外）用力地按摩此區域，至少5次以

上。

紅臉的原因是由於女性荷爾蒙和男性荷爾蒙不平衡，女性荷爾蒙分泌過多的緣故。

因此第①點的生殖器經的刺激，能調整分泌的平衡。

而第②、③點的腎經之刺激，能安定自律神經，而促進副腎機能的活動（男性荷爾蒙的分泌）正常化。

第⑤點的脖筋部分是受副交感神經所支配的迷走神經，而紅臉就是因爲副交感神經的活動太強的緣故，因而在此地方用力地按摩指壓，能抑制副交感神經的活動。

用溫冷法來鍛練肌膚

若能將溫冷法及上述的經脈美容法合併來運用，對於紅臉的人之肌膚有莫大的幫助。

【作法】

首先各準備一盆冷水及溫水（四〇～四三度），然後將這兩盆水交互使用清洗臉部七次以上。

若是在氣溫較高、較暖和的天氣時就先用溫水開始清洗，即以溫、冷、溫、冷、溫、冷、溫的順序來洗臉，若是在氣溫較低的時候，就以冷水開始，而以冷水結束。

此外，還有一種方法，就是用一條毛巾分別浸在溫水和冷水中，然後絞乾，擦在臉部上，這也是一個很好的方法。但是此時的溫水要用五〇度左右的溫水才行。

還有用溫冷水的淋浴方式來洗臉也能達到刺激的效果。

【效果】

由於紅臉的毛細血管是處於擴張的狀態，故此種溫冷法能藉溫度差的不同而鍛練肌膚的抵抗力。

紅臉的人最忌諱的就是寒冷的空氣，若遇到寒冷的天氣紅臉就會轉變成紫色。

因此紅臉的人從春天開始就訓練此種溫冷法，到了冬天，臉就不變成紫色，或是在秋風來臨之前開始鍛練也還來得及。早晚用五分鐘來鍛練，就能達到美容效果，且能抑制紅臉症狀。

以下是一位在高中時代就一直爲紅臉所困擾，後來治癒的實例。

織田賴子小姐，今年十八歲，她第一次拜訪我是在二年前的一個秋天，她對於即將來臨的冬天，將會使她的臉變成紫色，且凍傷之事一直煩惱不已。

由於她的談話，我才知道每到冬天，她的臉一定變成赤紫色，而且月經也不太順利。

因此我就介紹她這種溫冷療法，及前面所述的生殖器經、腎經身體按摩法，指導她照著這兩種方法去做。

經過這些方法鍛練後，到了冬天她的臉已不再變成紫色，翌年的冬天，她的凍傷也治癒了，而且臉部也不再呈現出紫色，可見這種溫冷法效果非常好。

11.根本治療臉色蒼白的女性

有些女性臉色非常蒼白難看，是由於消化器官不良，不能吸收所吃的食物，營養失調，以致貧血，血液循環不良。有多種原因。若能依照下列的按摩法，每天有恒心地去做，持續一個禮拜，臉上膚色就漸好轉，變成光潤。

【身體的按摩擦揉法】

①沿著足部的腎經，由上而下，用刷子柔軟地擦揉作區域性的刺激一〇次以上。

②沿著手的大腸經、淋巴管經、小腸經，從手腕到手指頭的地方，用刷子作直線性的擦揉刺激5次以上。

③沿著足部的胃經，由上而下，用力地作直線性的擦揉刺激5次。

④在手腕內側，由下而上，用刷子或布，作螺旋狀地擦揉刺激5次。

⑤由肩胛骨到腰背之間，由上而下，用刷子擦揉作直線性的刺激5次。

②和③的擦揉刺激與消化器官有關的經脈，能促進消化器官的正常活動，使之消化吸收營養分。

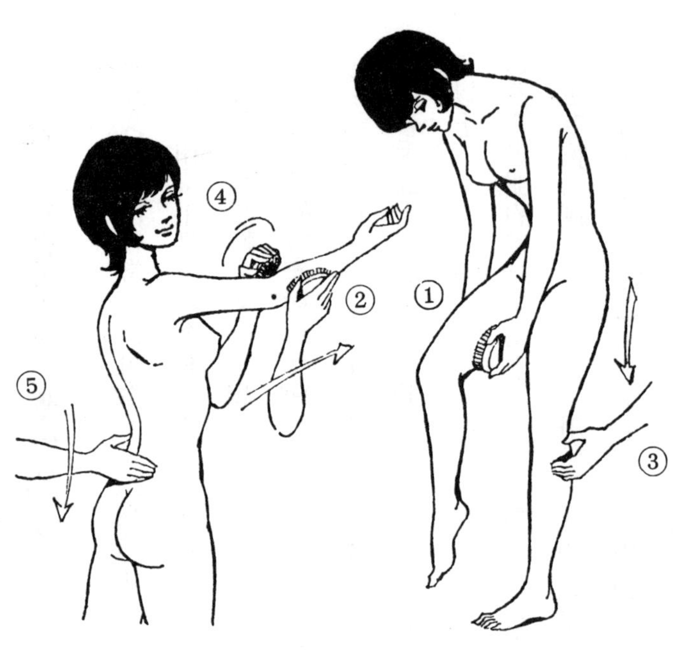

第①點的腎經的刺激，能促進腎臟機能的活動，排除體內的廢物。

一些身體內較淺部分的廢物可藉皮膚的汗腺或皮脂腺排出，而體內較深部分的老廢物則必須從腎臟排出，故刺激腎經是必要的。

④的手腕內側的刺激，能促進呼吸器系統器官活動的旺盛，圓滑肺部氧氣的替換，使血液循環良好，充分地達到肌膚的毛細血管。

此外在食物方面不要偏食，對於蔬菜、油脂、海藻、水果、肉類、魚類、貝類、乳製品等類均要平衡地攝取，這樣身體養分才能充足，這也是先決條件。

因為實行經脈美容法的同時，注意飲

食的改善也是最重要的一件事了。

12.禿髮的有效治療法

經過一季夏天的疲勞，到了秋天之後，有許多人脫毛會顯著地增加。有時甚至會掉一兩百根頭髮，到最後頭髮一部分會變成光禿，此種急遽掉落頭髮的現象實在令人煩惱。

禿髮的原因也很多，但是百分之八十以上的原因是神經性禿髮，即因爲情緒的緊張，感情的困擾，等精神上的不安、煩憂而引起的。

由於情緒的緊張，而使神經呈弛張狀態，自律神經中的交感神經方面變強（交感神經呈緊張狀態），使毛細血管收縮，阻塞了毛根的營養，頭皮與毛根之間空隙變大，即禿髮了。禿髮可分爲下列二種，依症狀妳可清楚地區別自己是屬於那一種禿髮症。

(1)圓型禿髮

【症狀】　圓型的，面積大約等於圓型的錢幣一般，一部分脫落後，可能又在頭髮另一處形成三四處圓型脫毛部分，急遽地增加，若厲害一點的可能造成頭髮全部脫落，變成禿頭，甚至連眉毛和體毛也完全脫落。

【身體的按摩擦揉法】

①沿著足部的腎經，由下而上用刷子柔軟地擦揉作區域性的刺激、5回。

②在足部內側的足踝以上大約距離一個手掌處的地方之中央點，用大姆指指壓作點的刺激5次以上，每次5秒鐘。

③從頭背後的脖子筋，沿著髮際間到耳後爲止之三處的地方，如圖示，用大姆指尖點壓反覆地刺激幾次，每次3秒，然後在耳垂下後側的地方，用力指壓刺激5次，每次3秒鐘。

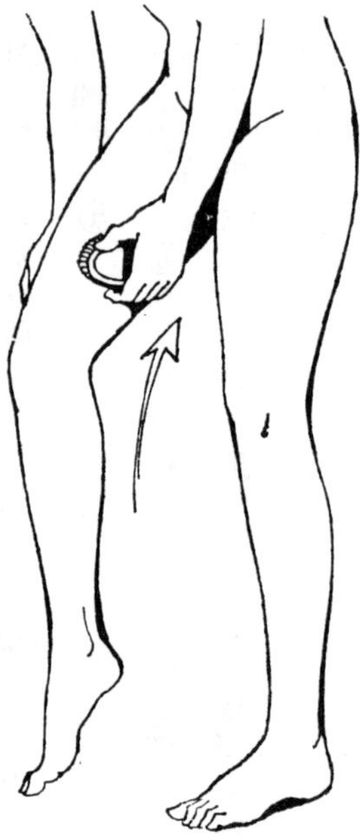

④按摩頭部，特別是脫毛地方的附近，用手指頭像抓頭皮一樣地，有規律地按摩著。

圓型禿髮症發生的原因是由於焦躁、煩心的關係以致神經緊張，故要使不安的情緒恢復，必須安定自律神經才行。

第①和②點的足部腎經之刺激，能防止因情緒不安定而導致的副腎內分泌之異常。

第③點所刺激的地方因爲有交感神經通過，故在此用力地按摩刺激，能具有抑制交感神經的效用。

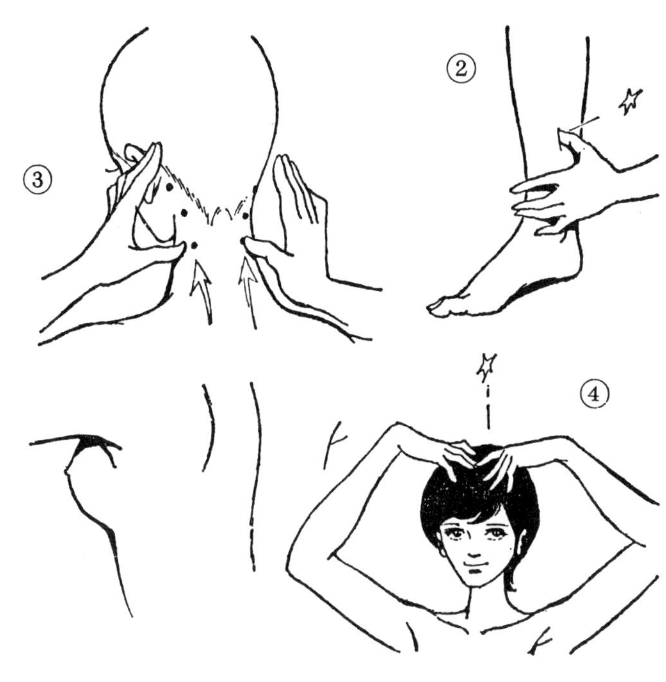

最後一點的頭部按摩，能促進毛細血管的運行，而導致新生毛的生長。

患有圓型禿髮的人，因急遽的脫髮，而內心感到恐懼，有了自卑心理認爲「我的禿髮症是治不好的」「我不想見到任何人」若有此種煩惱不安心理的話，會使交感神經緊張，更使禿髮症癒加嚴重。

但是圓型禿髮症和男性的禿髮不同，若能按照上述的按摩法，在保持心情的平靜，一定能恢復頭髮之生長的。

以下所要介紹的一位女士，是患有圓型禿髮症，以致頭髮脫落，後因依照上述所說的按摩法，終於再生一頭烏黑美麗的秀髮，現已結婚生了一個孩子，生活美滿。

住在岐阜縣的柳田陽子小姐，當時是

一位二十一歲的獨身女性，患有嚴重的圓型禿髮症。

柳田小姐在四年前的十月來拜訪我，當時她的頭髮已掉了全體的四分之一了。每梳一次頭髮必掉兩三百根，有時甚至早上梳頭時掉一千根以上。請看她脫髮的記錄。

※　十月六日她的頭髮只剩全體的¾。

※　十一月三日她的頭髮只剩全體的⅓。

※　十二月二日她的頭髮只剩全體⅕，但是新生頭髮已開始生長。

※　一月七日她剩下十分之一的頭髮全部脫落，但新生頭髮發育良好，繼續生長。

柳田小姐在美容院發現掉髮後在拜訪我的一個月前曾請教了兩處醫院，醫生們都束手無策，說沒辦法復原。與她談話的結果，我才知道她禿髮的原因如下：

①因爲她妹妹也患有禿髮症，因此她想自己也可能會步入後塵。故一直抱著不安的心情。

②她一直變換工作場所，和女同事間相處不太融洽，不能打進她們的圈子，故她也一直爲此事煩惱。

③她與男友已經發生超友誼關係，且論及婚嫁，但是由於雙方門不當戶不對，父母反對，因而婚事不成，使她非常氣餒，而對別人也採取不信任態度。

最重要的一個原因是她的男友已在二個月前移情別戀另娶別的女子爲妻了，這使她人生之美夢破滅，因而精神一度陷於崩潰。

所以她的頭部脫髮，變成非常嚴重與迅速，因此她只有使用假髮。經過與我交談後，她已經吐露她苦惱之事，心情稍微安定，我又介紹她運用上述的按摩法，以助她生髮，而且她又遇上了一位溫柔的男性，給予她精神上的安慰，故她頭髮很快地又恢復生長，終於又長出了一頭秀麗烏黑的頭髮了。

(2)**廣瘢性禿髮症**

【症狀】　頭髮稀鬆地脫落，以致頭髮變成很稀薄，尤其是帶有神經質的女性常帶有此症狀。或是工作過於勞累的女性也會患有此症。

【身體的按摩擦揉法】

①沿著足部的腎經，由下而上，用刷子柔軟地摩擦作區域性的刺激5次。

②在足部內側足踝以上大約一個手掌距離之處的中央點，用大姆指腹指壓作點的刺激5次以上，每次5秒鐘。

③在足部生殖器經線之間，由上而下

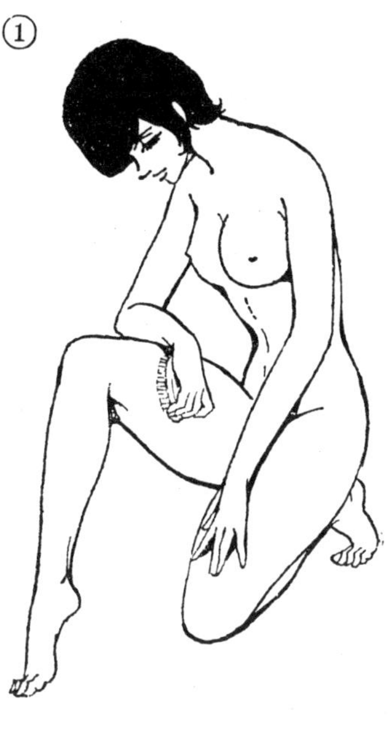

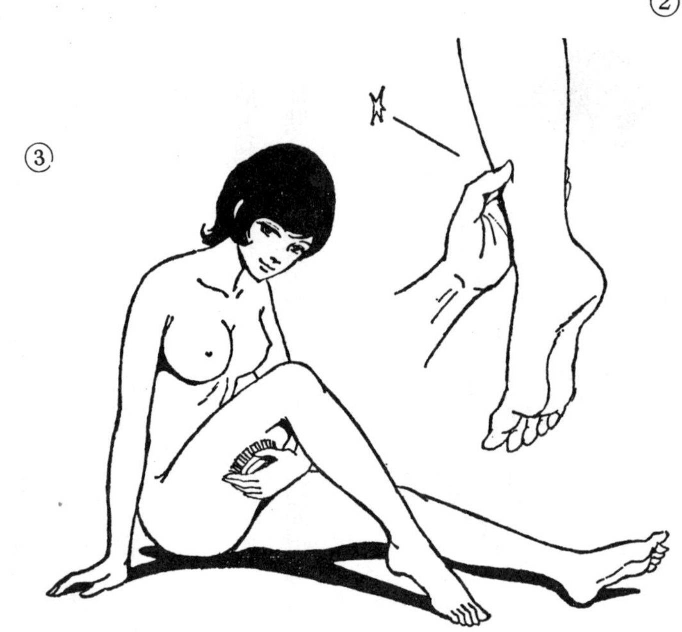

，用刷子強力地擦揉此區域5次。

④在頭皮塗上營養霜，然後用手指尖慢慢地擦揉全體頭部。

廣瘢性禿髮中特別是神經性的禿髮，若因男性荷爾蒙的過多，會使禿髮症更爲厲害。

第①和②點腎經的刺激，會消除神經的緊張，安定情緒，而①②③點的刺激，均能促進荷爾蒙分泌的正常化，使之平衡。

而且患廣瘢性禿髮症時由於頭皮變成硬薄，若照第④點的按摩，就能改善頭皮的狀態。

13.消除眼睛的疲勞，使之恢復明媚眸眼

眼睛是「靈魂之窗」，一對明媚如秋水般的眼睛，是女人最具魅力的地方。不管妳多會

化粧，眼神的表情總是無法掩飾的。

因此要有一對明媚眸眼，第一、必須消除視神經的疲勞，使之安定輕鬆。第二、必須使瞳孔滴溜地轉動，這樣眼神的表情才會豐富。第三、必須常保持穩定舒暢的心情，及溫柔的態度，這樣才能表現出一對水汪汪的眼睛。

【身體的按摩擦揉法】

①在眼角，用兩手的中指指壓刺激五次。即用手指好像夾住鼻子兩側似的，用指尖強力地按摩刺激，一次5秒鐘，然後稍微停頓一下，再反覆按摩刺激。

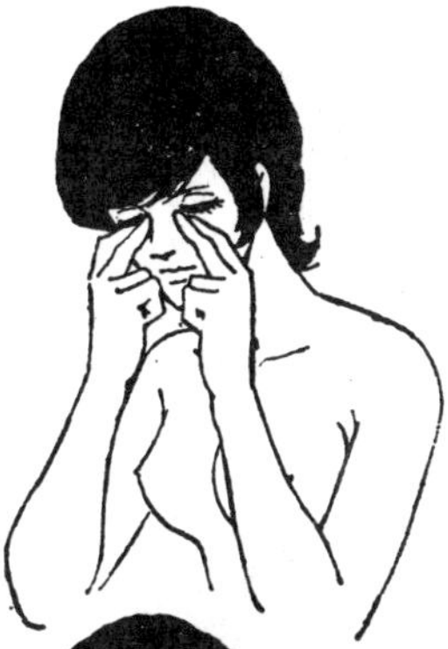

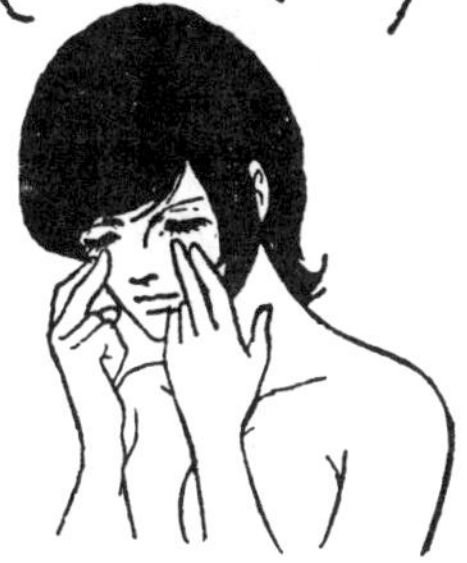

②在兩眼下的中央處，用兩手的中指，指壓按摩作點的刺激5次，可一邊數著次數一邊用力按摩之。

③距離外眼角大約3～4毫米處，用兩手的中指強力地指壓按摩5次。

④各用三根指頭（大姆指及小指除外）指壓按摩雙眼，特別在無名指出力按摩，而不要加於中指，因為加力於中指，等一下張開眼睛

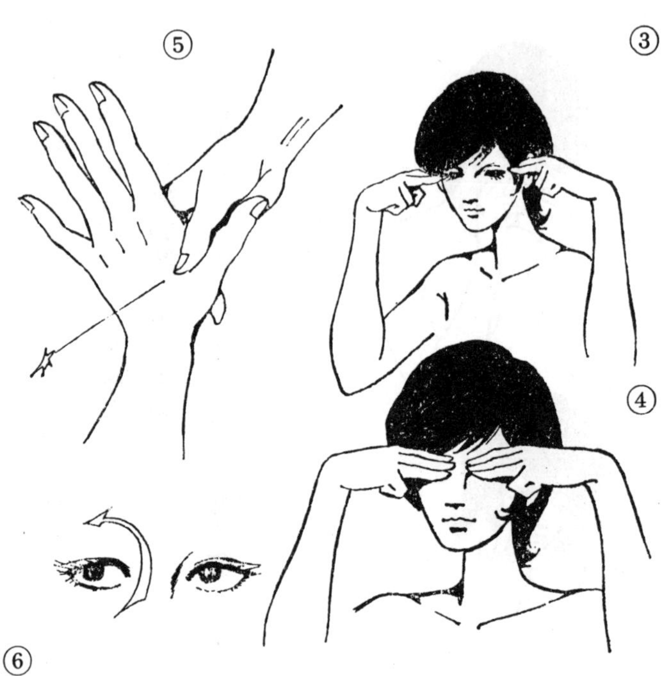

會朦朧看不清楚。

⑤在姆指與食指之間隔處,用另一隻手的大姆指強力的指壓按摩,作點的刺激5次以上,每次3秒鐘。

⑥將眼睛大大地張開，然後依著下、左、上、右的順序練習滴溜地轉動五次。其次再以反方向的順序練習轉動眼睛五次。

①到④點的指壓刺激，能具有安定視神經的效用。而且此種指壓按摩，對於消除小皺紋也具效果。

⑤點的在大姆指間的按摩，因爲此處是大腸經之點，故也具有安定視神經的功效，前面已經提到過。

第四章
經脈美容法帶給妳最佳的美容效果(2)

※使妳的身段勻稱，更富魅力

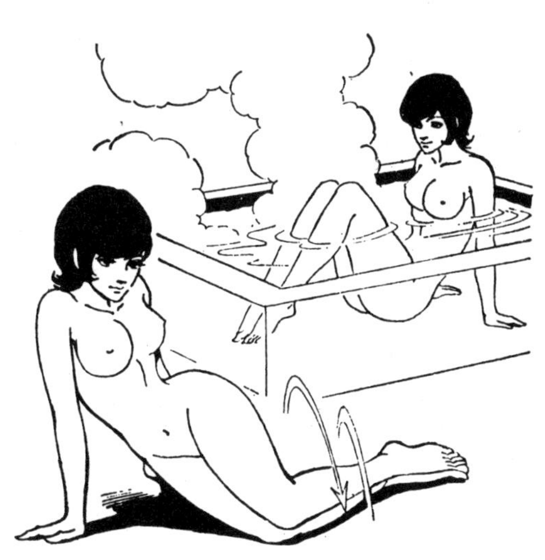

身體按摩擦揉法及其效果

刺激的方法具有很大的效果

經脈美容法對於保持體重的均衡，創造女性體態均勻的美，具有極大的效果。

當然光只是靠著刺激經脈，而使腹部隆起的肥肉消失，或是減輕五公斤、十公斤的體重，這是辦不到的事。

要減肥必須注意控制日常飲食，多運動以消耗熱量，使得皮下脂肪變成熱量消耗掉才行。

此外要使體內機能維持正常活動，保持肌肉的柔軟，與富有彈性，這都是要保持體重均衡與創造輕盈體態美的必要條件。

前面所述的許多經脈美容法，若能正確並反覆的去實行，就能保持青春的朝氣，與促進身心的健康，因此經脈美容法就是創造女性體態美的最先出發點。

還有一點與經脈美容法和女性體態美有關的就是肥胖與過瘦的體型，是因內臟器官的活動變調，荷爾蒙分泌失常，以致精神不安定。

例如肥胖症是由於肝機能的低下，脂肪代謝（分解皮下脂肪使變成熱量的作用）不良，而引起的。而消化器官的變調，以致營養食物不能消化吸收，則是過瘦的最大原因。

此外如心中的欲望不能滿足，希求過高，以致引起異常的食慾，食量過多，也會導致肥胖，反之若焦慮不安，也會引起食慾不振，而消瘦。

若能實行經脈美容法，就能促進內臟機能的正常，且能安定情緒，消除因擔心過胖或過瘦所引起的精神不安。

因此經脈美容法實在是創造女性青春美麗的肌膚，及帶給我們身心健康最有效果之一石兩鳥的美容法。

當然並不是說今天我們照著此法去做了，明天就能有效了，我們的身體構造是複雜的，因此，我們若能在三個月內遵照各章的規則去運動，同時注意飲食的規定，認眞地去實行此種經脈美容法，這樣一來要減輕五公斤的體重也就不是一件什麼困難之事了。

由PB圖可知自己體型的缺點

妳若是因過食而使胃變大，必須嘗試盡量少吃食物，而使胃內只留少量食物，七日後就漸漸習慣了，經過三週後，要像以前一樣吃大量的食物已是一件困難的事了，那是因爲胃內已經習慣容納少量食物的緣故，因此妳喜歡的糕餅、麵包、零食、都必須禁食，這樣才能達到減肥創造女性體態美的目的。

但是在嘗試這些努力之前，首先妳必須了解自身的體型，才能有效的達到減肥的效果。

女性最美的體態就是有著豐滿的胸部，葫蘆般的腰身，以及渾圓的臀部，即所謂的曲線美。因此女性體態美的標準是要以多少公分的身材，來配合多少公斤的體重，多大的胸部、臀部才合標準呢？

根據理學美容研究所所訂的二十六歲以上的人之身長與體重比例之標準與二十五、六歲以下的人之適當的身長與體重比例之標準的方法如下。

※ 身長 $-100=A$ （體重範圍的最高限度）

※ $A\times0.9=B$ （美姿範圍的最低限度）

※ $(A+B)\div2=C$ （標準體重）

以上所以要訂定這兩種範圍，是因爲女性的年齡在二十歲後半到三十歲時，比十歲至二十歲之曲線增加了許多，更具女性成熟美，更有女人味道。

因此根據年齡，在胸部和腰身等其他方面，也有所不同。

故體態美的訂定標準，是以身長與體重的平衡爲中心，而參酌過去十年間世界各國參加環球選美所代表的美女之身材的標準，於西元一九六八年制訂完成的。

以下就製成標準尺寸的正五角形之圖表卽左圖的PB圖（體態標準圖）

還有下半身的臀部、大腿、小腿、脚等四個地方的尺寸也製成了正方形的圖表。這是該研究所在西元一九七六年三月臨床試驗完成的，也是針對日本女性美而研究的下半身之標準尺寸。

因此若是妳的身長爲一五八cm（公分）的女性，則體重五五・一公斤爲標準體重，而體重範圍的最高限度爲五八公斤，故在五五・一～五八公斤範圍內的體重，是適合妳一五八cm的身材的。

而妳最理想的體態則是胸部八五cm、腰六一cm、臀部八七cm。

由這PB圖，從妳的身長到脚爲止的尺寸均記入下來而連接成點圖，正五角形及正方形的點圖就是最理想的了。

若是妳的體重和妳的身高相比顯得太輕，但腰身及臀部太粗，在PB圖上就會偏向右邊，成爲不平衡的圖形。故妳就要注意鍛練妳的身體。

還有胸部過小的人，胸部一角的圖形就凹下，腰身太粗的話，腰圍一角的圖形就凸出，因此依據圖形一目了然的就可看出妳身材的缺點。

故以這種理想美的身段的圖形爲基礎，妳就可藉此檢討妳的體型之缺點，進而決心改進，來創造妳美好迷人的身段。

而若能照著上述的經脈美容法及以下個別介紹的各種運動，及注意飲食，認眞地去做一個月後一定會有效的。我們拭目以待吧！

（上半身身段的測定）

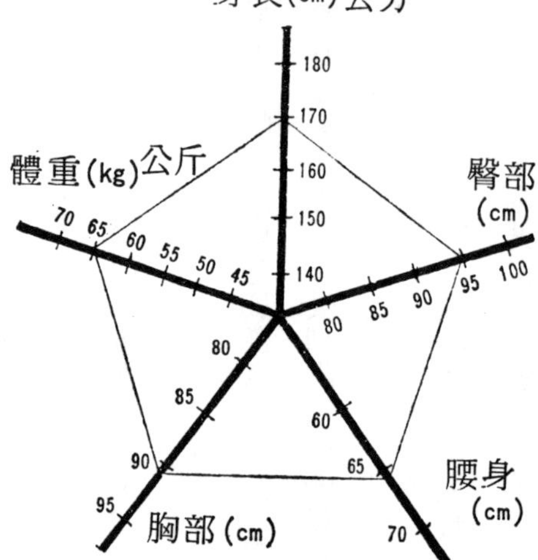

（下半身身段的測定）

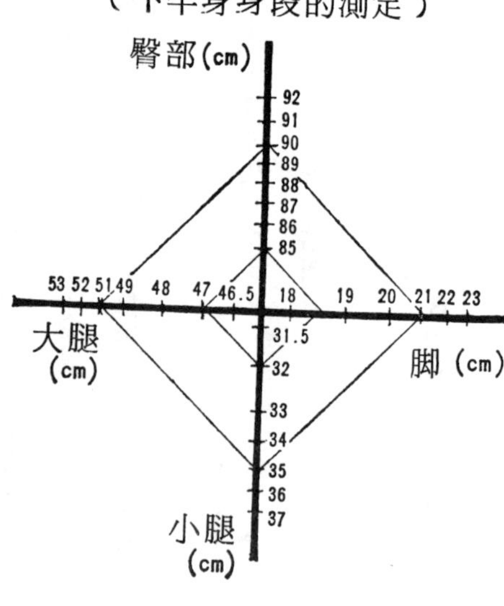

1.改善過於肥胖的體質

常常有許多胖小姐因被人取笑爲「汽油桶」而生氣地跑來向我訴苦，同時向我請教減胖的秘訣，此外也有許多中年婦女，由於過胖，怕血壓過高，也來向我請教減肥的方法。

「希望瘦一些」這是許多肥胖女性們所夢寐以求的一件事。也是與女性們最切身有關的一件大問題。

實在說減肥比增胖要容易多了，只是要注意的一點是要達到怎樣的身段，這才是最重要的目標。

奇怪的是常常也有些看來並不太胖的女性，卻也想瘦些。瘦並不是表示就是美，我認爲一位女性自然保有曲線美的身段，才是富有魅力的女性，若能先看前面所述的PB圖，再決定自已要減肥多少公斤，以達到PB圖的標準體重。

消除過胖體態的要點有三。

第一、改善易於肥胖的體質。第二、改善飲食，限制卡洛里（熱量）的攝取量。第三、利用刷子的擦揉刺激運動或手指的按摩運動以消耗能量及促進新陳代謝。

(1)改善易於肥胖的體質

女性們若體質容易肥胖，常會因腎機能的不調和及肝機能的低下，而使皮下脂肪易於生出多餘的肥肉。

因此根據以下所述的運動測驗，就能知道妳是那一種機能有問題，然後實行按摩，就能促進

①

②

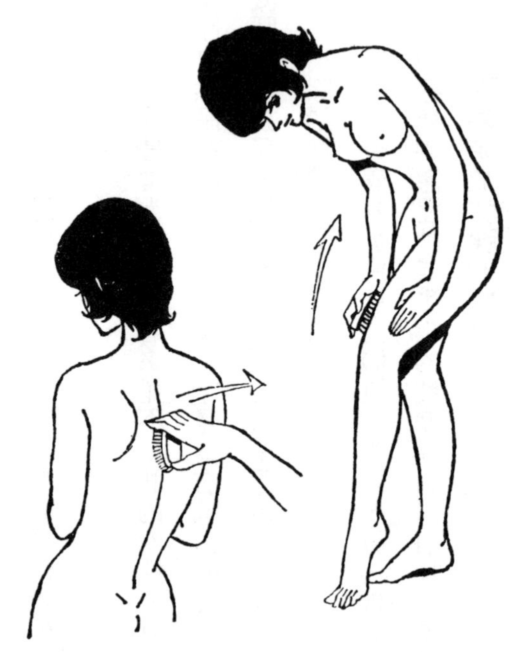

機能活動之正常化，改善易於肥胖的體質。

※　測驗肝機能之右手向背運動

身體直立的站著，右手伸向背後，用大姆指按著右邊的肩胛骨，手肘不可離開身體，手的指甲緊密切按著背部。若不能做此動作的人，則她的肝機能可能不太良好。

【身體的按摩擦揉法】

①沿著足部的肝經，由下而上，用刷子柔軟地擦揉刺激5次。

②在背部與肩胛骨之間，由上而下在此直線用刷子強力地擦揉刺激5次，然後沿此直線右側之區域，用刷子反覆摩擦刺激一〇次以上。

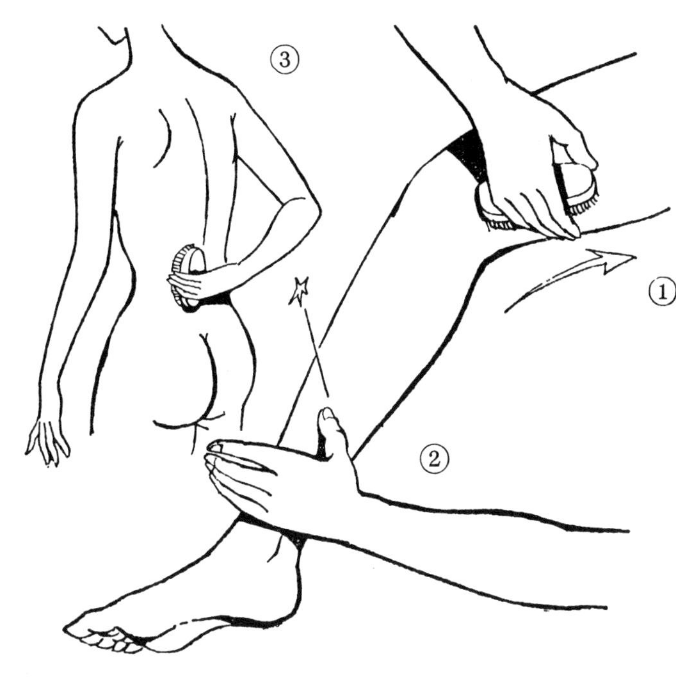

※ 測驗腎機能之上體前屈運動

首先身體直立地站著，然後上身向前彎曲，兩手盡量地靠近床邊，若手掌能緊密的貼著床的話就是正常，若連手指頭都摸不到床的話，就要特別注意了。

【身體的按摩擦揉法】

①沿著足部的腎經，作區域性的刺激，由下而上。用刷子柔軟地擦揉刺激此區域5次。

②在足部的內側，腳踝以上距離大約一手掌之凹處，做點的刺激，用大姆指強力地指壓刺激5次，每次3秒鐘。

③在肩胛骨以下到腰際之間，做直線及區域性的刺激，用刷子強力地擦揉刺激此地方5次，然後沿著此直線區之左右做

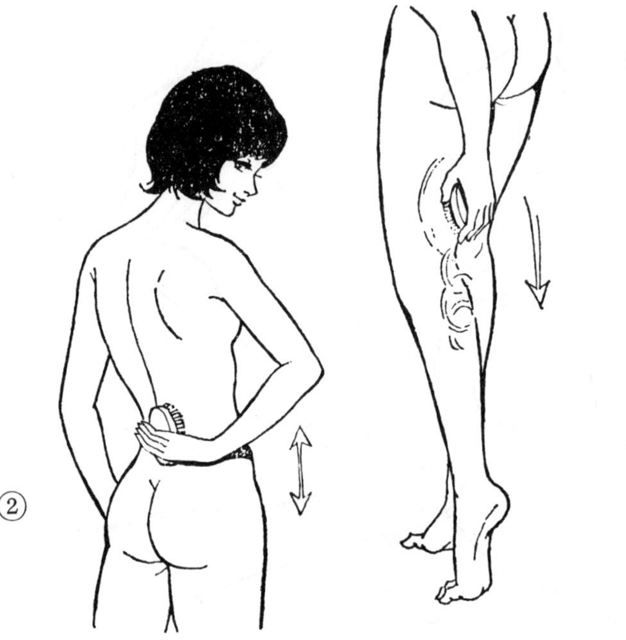

區域性的刺激一〇次。

※測驗生殖器關係的機能之脚掌展開運動

兩脚根並攏，而脚尖張開一八〇度，身體直立站著，若脚尖張開的角度不到一五〇度，則生殖器機能一定有些毛病了。

【身體的按摩擦揉法】

①沿著足部的生殖器經，由上而下作區域性的刺激，用刷子作螺旋狀地擦揉刺激此區域5次。

②在背部腰際下（腰椎的中央），作直線狀的刺激，用刷子強力地由上而下擦揉刺激5次。然後在此直線地區的左右處，作區域性的刺激，用刷子擦揉刺激一〇次以上。

(2)飲食的改善

若是妳體內所攝取的卡洛里比消耗的卡洛里多的話，當然，剩餘的卡洛里就會變成皮下脂肪。

我們一天所需要的卡洛里是「體重×三三卡洛里」，即五〇公斤體重的人，需要一六五〇卡洛里，因此若妳自認爲太胖的話，首先必須抑制卡洛里的攝取，使不超過一六〇〇以下。

當然不能限制得太過分了，像一〇〇〇卡洛里就嫌太少了，最低不能低於一二〇〇，這樣才能確保身體養分之平衡。

在一週內使自己的胃能適合自己所定的食量，當然由於運動的緣故，故也不能因要減肥而不注意卡洛里的攝取，故攝取時要配合自己的運動量，但是零食、甜食、油炸類的東西最好不要吃，蛋糕更在禁止之內。

有些人要減肥而使用瀉藥，這是很划不來的，因爲這只會促進全身各機能的疲勞而已，並不能創造美好的體態，只會損及內臟，要恢復元氣也需費時甚久的。

(3)藉著運動及刷子的擦揉能除去脂肪

我們身上多出的肥凸之肉起先大多由腹部開始，此外自己不易察覺的背部也是多餘肥凸之肉生長的好地方。

因此在身上多出肥凸之肉的地方，用刷子擦揉，最好是在入浴時，在刷子上抹上肥皂再用力擦揉刺激。

還有要使腰身變纖細，使腿部變細，請參考創造體態美所分述的各部分，照著說明的方法去做一定有效。

在用刷子擦揉或運動時，一定要先動動全身，使身體柔軟時（例如入浴中或入浴後）再做，這樣效果才好。

全身大力地運動的話，會消耗卡洛里熱量，同時藉著刷子的擦揉刺激，會使皮膚的新陳代謝旺盛，而使肌肉緊縮，富有彈性。

經過實行一個月後，妳的身材就和以前大不相同，令人刮目相看了，而且肌膚也變成嬌嫩。

現在我在此介紹一位照著我的方法去實行瘦身美容法而得到很大效果的女士之例子給各位。機器美容法是靠著機器來美容的，這是一種專門的技術，當然我的美容中心也有這種設備，我介紹的這位女士除了到我的美容中心作機器美容法外，還照著我指示的經脈擦揉法去做，效果更好。

這位女士在她的家裏實行經脈美容法及節制飲食，終於能改善體質，不到二個月的時間就減輕了十三公斤的體重，可說是效果極大。

她名叫岩沢良子，住在東京，三十五歲，有兩個孩子，是一位雜貨商店的老板娘，身高一五三·二公分，體重六七公斤，身材是屬肥胖型的女性，她在二十九歲生下第二個孩子後還只有四十八公斤重，屬中等體材。

以後由於一直增胖，故當時十六號的裙子都嫌太緊了（腰身八十一公分）。

而且在五年前因座骨神經痛，而損傷膝部，故她儘量少走動。她母親只是普通身材，但她父親却有一付肥胖的身軀。

由此我們可以推定她是因運動不足，偏食、及遺傳的體質而使她長胖的。

在運動測驗方面，左手向背運動的測驗無法達到標準，前屈運動還可以，但脚掌展開運動只能達到一二〇度，由以上的這些運動的測試，可見她的肝機能不好，因此脂肪代謝也低下，而使皮下脂肪增多。

關於消除肥胖的體質之方法，我們可一面使用機器，以腹部爲中心來實行瘦身法，另一方面要根除全身新長出的肥凸之肉，可實行身體的經脈按摩及節制飲食。岩沢女士就是依照下列方法減肥的。

【身體的按摩擦揉法及飲食的注意事項】

①要強化肝機能，可實行足部肝經的區域刺激，及背部中樞的刺激（參照一五九頁）

②要改善生殖器關係的變調，可實行生殖器經的區域刺激，及背部的中樞刺激（參照一六〇

頁）。

③用刷子擦揉身體肥凸的部分，一天平均五〇次，及實行呼吸法運動一〇次以上（詳細作法後述）。

④禁食油膩及有脂肪的食物，甜蛋糕、餅乾也全部禁止，計算好一天卡洛里的必要吸收量，以訂好一天的菜單。

岩沢女士還去我的美容中心一二次，用機器美容，以後的二個月，她的體重從六十七公斤下降到五十四公斤，成功地減輕了十三公斤，她的八十一公分之腰圍也減為七十二公分，以她現在的身材，已經很均稱了，而且肌膚也變成光潤美麗，頗富青春氣息。

2.使腰圍變細

聽說在日本由於古時候腰粗大的女性較多，故才穿和服以做為掩飾，但是在今日，服裝設計的重點均在強調纖細的腰身美，故今日女性美的要點在於胸部、腰身、臀部，這就是稱成窈窕淑女之曲線美的要點。

所以現在女性們均在追求理想的腰身，若照下列方法去做，就能消除妳腰部的肥凸之肉，使妳的腰圍變小。

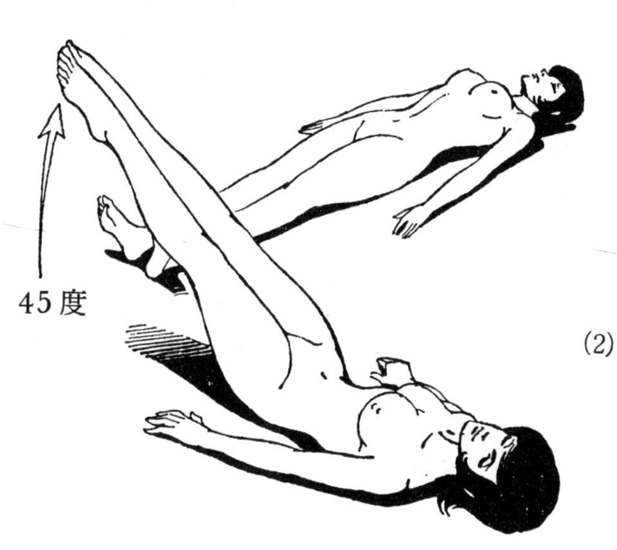

【身體的按摩擦揉法】

①使腰身變細的呼吸法（腹式呼吸）

(1)平躺在床上，在1～4秒間使腹部吸氣，變成膨脹。

(2)在5～8秒間一邊呼氣，一邊慢慢地將脚抬高爲四十五度，而脚尖併攏如圖示。

(3)在1～4秒間吸氣，然後慢慢地將脚放下。

(4)在5～8秒間呼氣，又將脚慢慢抬高爲四十五度。

這樣反覆地在1～4秒間一邊吸氣，一邊將脚放下，5～8秒間一邊呼氣，一邊將脚抬高的運動共做八次。

②在浴盆中的泳式運動

②

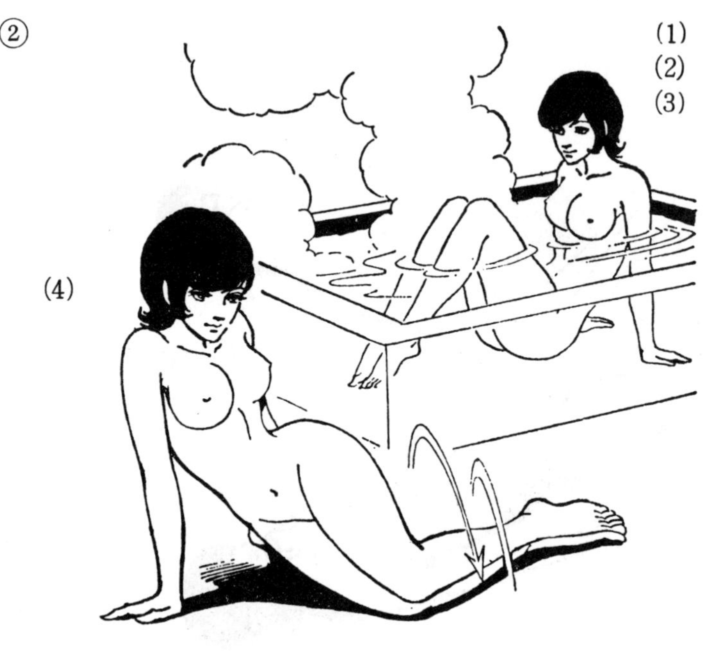

(1)在浴盆中坐著，兩手放在後面，兩膝彎曲，兩脚靠在一起伸直。

(2)臀部及脚大約浮起五公分，兩膝仍彎曲地靠攏，而腰部則扭轉向右，靠著盆底。

(3)然後將兩膝伸直。

(4)再將腰部向左扭轉，而兩膝則靠著左側的盆底。

(5)然後將兩膝伸直。

此運動的要點在於兩膝不要分開。一共實行一〇次。

③扭腰擦揉的運動

扭腰擦揉運動，即一邊用刷子擦揉刺激，一邊扭動身體的運動。這樣用刷子擦揉給予皮下脂肪直接刺激，而使肌肉緊張

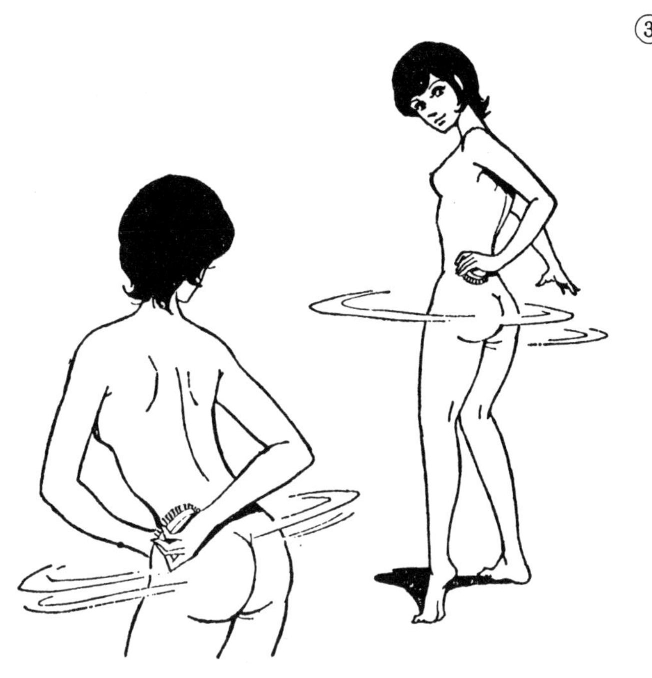

收縮，同時全身扭動，會消耗熱量，而消除全身肥凸之肉。

(1)兩腳稍微分開地站著，將刷子置於身邊肥凸的部位上（上腹部、下腹部、橫腹部），一邊大力地扭動腰身一邊用刷子擦揉刺激上述的肥凸部位，一共做二十次。

(2)一邊大力地扭動腰身，一邊用刷子擦揉刺激腰背，一共做二十次以上。

①點的腹式呼吸，每日選在空腹的時候練習，經過一個月後，腰部會減細五公分。

但是這種運動，起初有些人不能作到，那是因爲她們的大腸、小腸之機能不調的緣故。

故必須用刷子在手腕的外側由上而下

作直線的擦揉刺激一〇次以上，以強化大腸及小腸的機能。

②點的在澡盆中的運動，能使肚皮及腰部緊縮，而且由於水的壓力使腹部到大腿之間也會緊縮。

不過有一點要注意的就是洗澡水的溫度最好在四〇度左右。

③點的扭腰擦揉運動對於消除肥凸之肉最具效果。而且由於刷子的擦揉刺激能防止因穿束腹帶或緊身內褲而生的淤血。保持肌膚的柔潤美麗，促進內臟器官機能的旺盛。

腰圍過粗是大部分的女性們最煩惱的一件事，若能照著上述的方法去練習，很快地就有效果。向我請教的女性中，有許多人在二個月之內就減細了十公分以上的腰圍而變成苗條的身材。住在愛知縣二十五歲的京相菊江小姐就是一個好例子，她身高一五六公分，體重五十四公斤。她因爲忙著家裏的事情，故希望能在自己家中練習，使腰圍變細。於是我就指導她練習扭腰擦揉的運動。

於是京相小姐只在家中練習扭腰擦揉的運動，而沒有實行其他的方法。

在開始後的四十日，腰圍七十二公分變成六十七・五公分。

三個月後，腰圍六十七・五公分變成六十六公分。

此外還有一些年齡已達四十四歲的女性，照理說年紀愈大效果愈差，但是她們十分認眞的去練習身體的按摩擦揉法，結果消除了腹部肥凸之肉四公分，腰圍也減少了六公分，而變成苗條的女性。

3.去除側腹肥凸之肉

側腹肥凸的人大多數是由於腎機能的不調和。

全身多肥凸之肉的女性雖然實行扭腰擦揉運動能去除腰身之粗大，但是若是她的腎臟器官不正常，必須先實行經脈美容法的按摩擦揉運動才行。

①

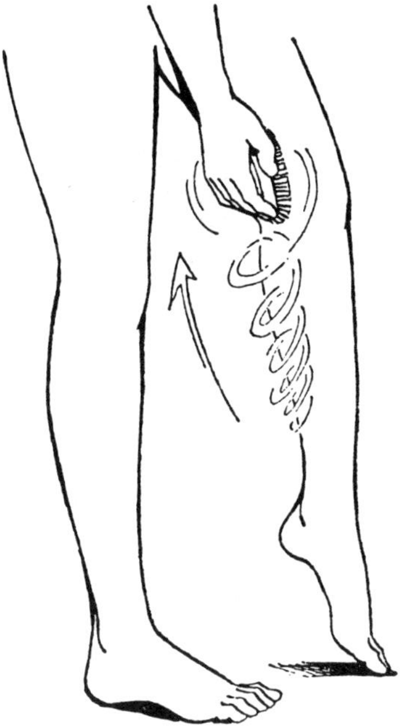

首先必須用上體前屈運動來測驗她的機能有無正常，若不正常就必須實行下列的身體擦揉按摩法。

【身體的按摩擦揉法】

①沿著足部的腎經，由下而上，用刷子作螺旋狀的區域性擦揉刺激，一共五次。

②從脚根中央到胸部以下的這一直線區，由下而上用刷子擦揉刺激五次。

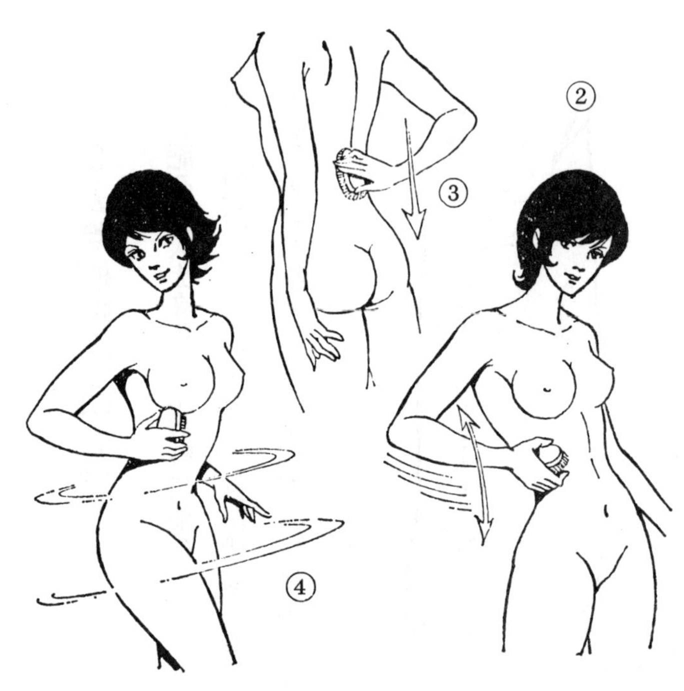

③沿著肩胛骨以下到腰際之間的背骨，由上而下用刷子強力地擦揉刺激五次，再沿著此線周圍的左右地區，用刷子作區域性的擦揉刺激一〇次。

④用刷子貼在側腹生有肥凸之肉的地區，一邊左右扭動腰部一邊用刷子擦揉刺激，一分鐘以上在左右側腹各擦揉刺激五〇次。

腎機能不正常的女性能藉著①和②點的經脈之刺激而強化腎機能。

此外刺激中樞神經，及包圍著臟器的肌肉，能促進腎機能活動之正常化，因而使代謝旺盛，進而發揮去除肥凸之肉之效果。

扭腰擦揉刺激，藉著擦揉及搖動身體

之運動，實行一個月後就有顯著的效果。

4.去除腹部鬆弛，肥凸之肉

腹部的上腹部到下腹部的地方，是最容易生出肥凸之肉的地方，若能泡在浴盆中慢慢地暖和身體，使身體柔軟，再加上刷子的擦揉及運動一定能去除凸腹之肉。

容易凸腹的人大多是由於內臟機能，特別是胃和肝臟的不正常，及低下，以致變成凸腹。

若要測驗肝機能是否低下可作右手向背運動，若要測驗胃機能是否不調，可作左手向背運動，即可明瞭。

若是上述的運動妳沒辦法做，即表示妳的肝機能及胃機能不良，可藉下列的身體按摩法來強化這些機能，由①到③點均要切實的訓練。

【身體的按摩擦揉法】

①腹式呼吸法。

(1)平躺在床上，在1～4秒間使腹部吸氣，變成膨脹。

(2)在5～8秒間一邊吐氣，一邊慢慢地將脚抬高爲四十五度，而脚尖併攏。

(3)在1～4秒間吸氣，然後慢慢地將脚放下。

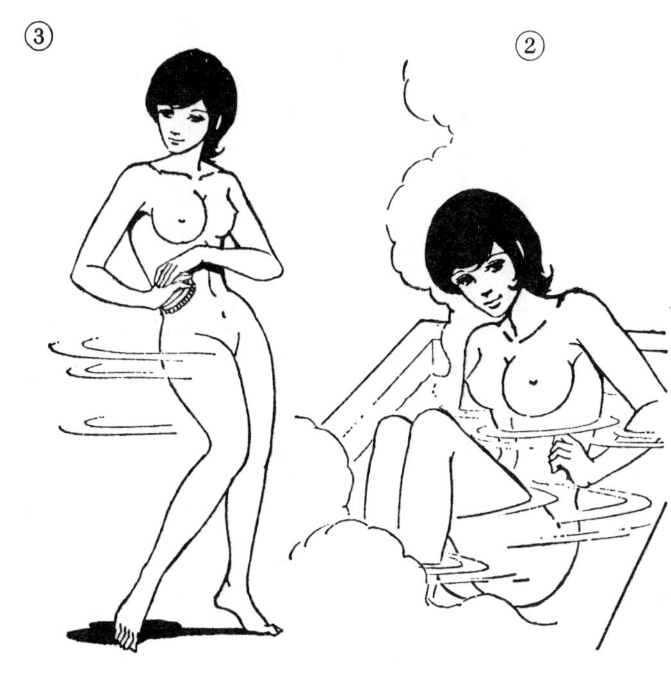

⑷在5～8秒間吐氣，又將脚慢慢抬高爲四十五度。

這樣反覆地作一〇次。

②在浴盆中，利用身體較柔軟之時，反覆地擰著腹部鬆弛之肉。不過有一點要注意的就是不能用指尖去擰鬆弛之肉，而要用手來做，因爲光用指尖強力地擰著時，腹部會痛且會青腫。

③扭腰擦揉運動

將刷子貼在肥凸之肉的地方，兩手合在一起，而一邊扭腰一邊用刷子擦揉。兩脚稍微分開，兩個膝蓋靠攏，扭腰時要大力些。一共做一〇次以上。

【肝機能異常的人】

④沿著足部的肝經在脚的內側由下而

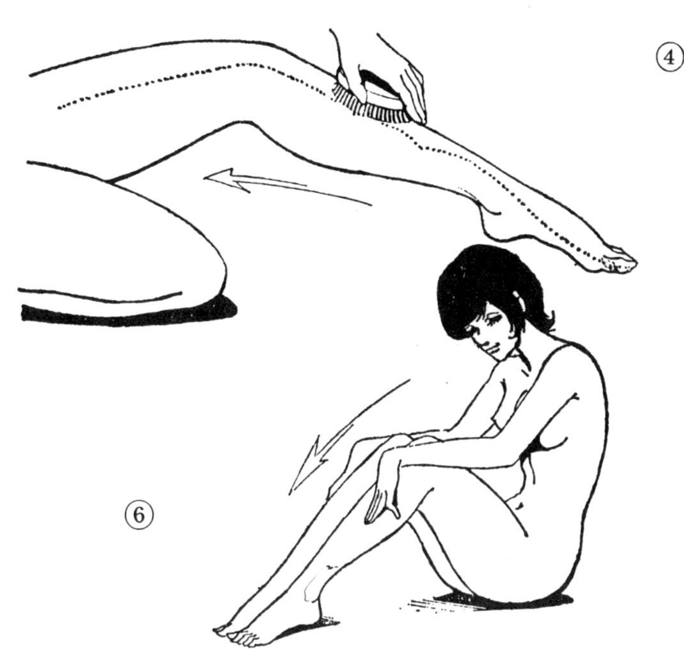

上，用刷子作螺旋狀的擦揉刺激，一共柔軟地擦揉5次以上。

⑤在肩胛骨之間，由上而下用刷子作直線性的擦揉刺激5次，然後沿著右側作區域性的擦揉刺激一〇次以上。

【胃機能異常的人】

⑥在脚的外側，沿著胃經，由上而下用刷子作直線性的擦揉刺激5次。

⑦在肩胛骨之間，由上而下，用刷子作強力的直線性擦揉刺激5次。然後沿著左側區域性的擦揉刺激一〇次以上。

先在浴盆中擰著身上肥凸之肉，然後再做刷子擦揉運動，最後做腹式呼吸法，每天反覆地練習，一個月後，妳身上的肥凸之肉就會消失。

從入浴到做腹式呼吸爲止，儘量選在吃飯之前的空腹時間來做，效果較大。

此外肝機能和胃機能不正常的人，必須認眞地照著①至③點的擦揉刺激法以促進其功能之正常化。這樣才能消除肥凸之肉。

①

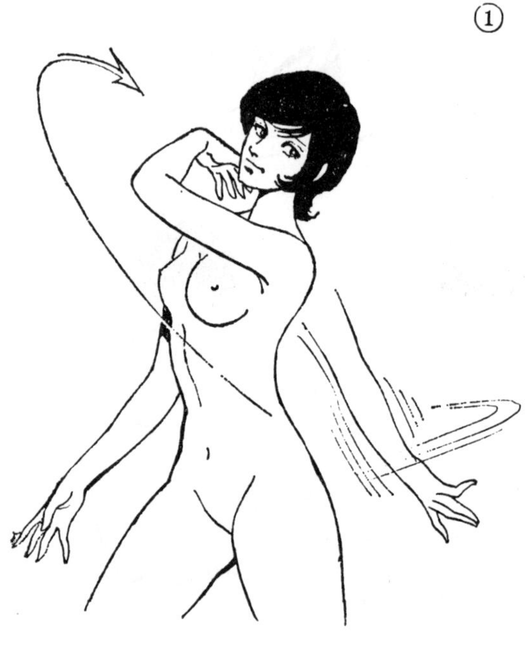

還有要注意身體的姿勢，有些女性臀部往後翹，身體往前屈，腹部凸出，姿勢很難看，因此腹部鬆弛，易生肥凸之肉，故平常要注意身體的姿態，要挺胸、縮腹，於下腹用力，使身體姿態保持端正，這也是防止生出肥凸之肉的秘訣。

5. 去除背部肥凸之肉

背部肥凸，鬆弛的人可說是非常的多，而且大多數人均是屬於肝機能低下的人。

若是妳的背部生有肥凸之肉，請先做右手向背運動（參照五十三頁）來測驗一

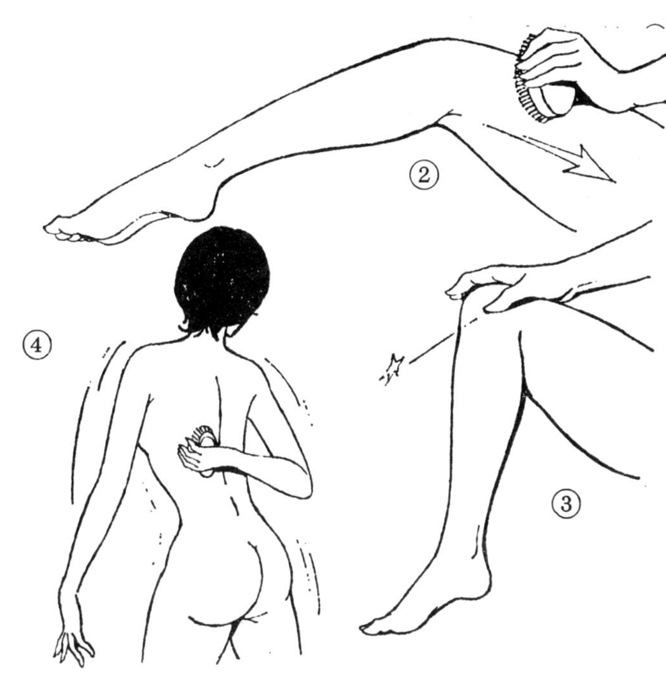

下妳的肝機能是否低下。

若是肝機能低下，必須作下列②和③點的經脈刺激運動。

【身體的按摩擦揉法】

①手的搖擺運動。

(1)肩部放鬆，將手臂搖晃。

(2)右臂搖向後面，而向著左肩後的方向，此時手腕內側以接近下顎爲止，兩隻手臂左右交替共做二〇次。

肝機能低下的人右手的搖晃運動要多做一〇次。

②沿著足部的肝經，由下而上用刷子柔軟地擦揉，作區域性的刺激5次。

③在足部膝蓋內側之點，如圖示，稍微用力地用大姆指腹指壓，作點的刺激，

一共5次。每次5秒鐘。

④將脚稍微分開站著，將刷子貼在背部，身體一邊搖動，一邊用刷子擦揉刺激。

肝機能低下的人能藉著肝經的區域性刺激及點的刺激而強化機能，使恢復正常。而背部的擦揉運動能使背部肥凸之肉消失，柔軟硬化之肌肉。藉著全身搖動的刺激及刷子直接貼在背部肥凸之肉上擦揉刺激，能消耗大量熱量，而達到效果。

6.使妳的身材更富女性的魅力

一個富有魅力的女性，就是有著一付窈窕的身材，曲線畢露，而且要有吹彈欲破白皙的肌膚，身軀柔軟，不骨感亦不肥胖，這樣男性們看到了都不知不覺地有一種去擁抱她的衝動，若女性們想要擁有一付這樣富有魅力的身材，只要照著經脈美容法各擦揉或按摩的要點去實行三個月後，妳就會得到意想不到的效果。使妳的肌膚更富女性的魅力。

【身體的按摩擦揉法】

每天入浴時用布或刷子擦揉刺激與美容有很深關係的七條經脈。

①刺激足部的肝經及腎經。在足部的內側，用刷子柔軟地作螺旋狀的區域性之擦揉刺激。共做一〇次。

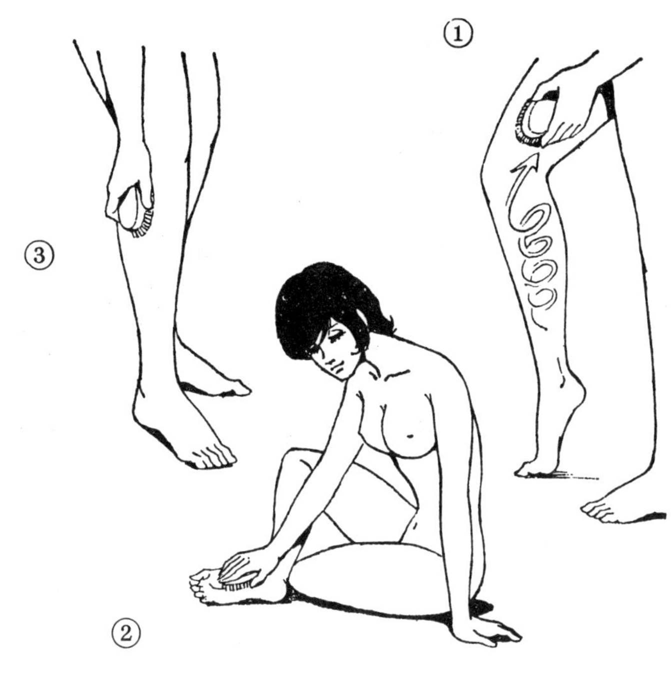

②在脚底用刷子擦揉刺激，或用手按摩。

③沿著足部的胃經，由上而下，用刷子作直線性的擦揉刺激5次。

④在脚的後側之生殖器經，由上而下用刷子作螺旋狀的擦揉刺激5次。

⑤沿著手的大腸經、淋巴管經、小腸經等陽經脈，由上而下用刷子作直線性的擦揉刺激5次。

以上的這些擦揉刺激能促進內臟器官活動的正常化，強化其機能，因此營養分之吸收及皮下脂肪的熱量之轉換也變成正常，提高女性本來之機能，因而使妳更富女性美。

而且由於皮膚的受到刺激，促進新陳

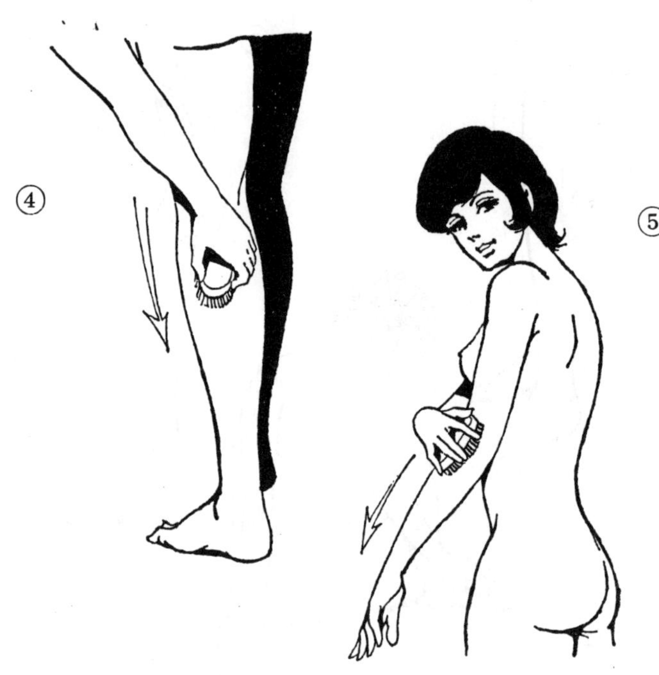

代謝的旺盛，因此全身肌膚光潤柔軟，而富有彈力。並且去除身體上肥凸之肉。故身體的擦揉按摩法對促進肌膚之嬌嫩實在有很大的效果。

此外對於日常起居動作，也要特別注意，因為這與老化也有很大的關係，「老化」是常常乘隙而生的，故妳若要保有柔軟的身體，必須常保持年輕的朝氣，對於日常生活瑣碎之事要勤奮去做，不要連彎個腰去拿個東西都懶得去做，這當然會促進妳的老化，適當的運動，常常活動身體才是保持青春的秘訣，還有剛開始實行經脈美容法時妳可能會感到頭重肩酸，不過經過一、二個月之後，這種感覺就會消失了。

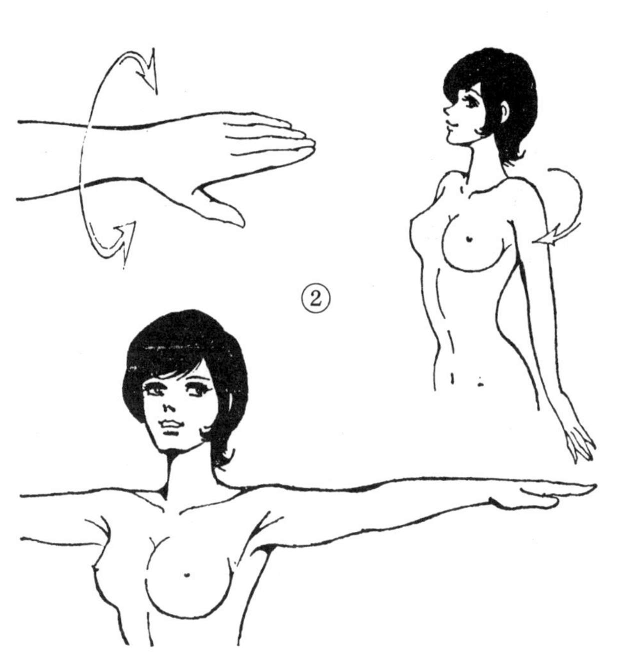

7.消除肩部到手腕的肥凸之肉

肩部到手腕肥粗的女性實在並不好看，因此有必要消除此處的肥凸之肉。

要消除此處的肥粗，就是要給予肌肉緊縮，但也不必擔心做了之後會肌肉發達，像運動選手一樣，因爲女性的體質本來就不像男性一樣是肌肉型體質的。

此外肩部生出肥凸之肉也是肩部肌肉易於僵硬、酸痛，也會進而使人頭痛，心情變壞，這也是美容上的大忌，故必須練習下列的運動以除去肩部的僵硬。

【身體的按摩擦揉法】

①將手腕及肩部儘量放鬆，以手腕爲軸，搖動肩部，即將手臂張開，左右各轉

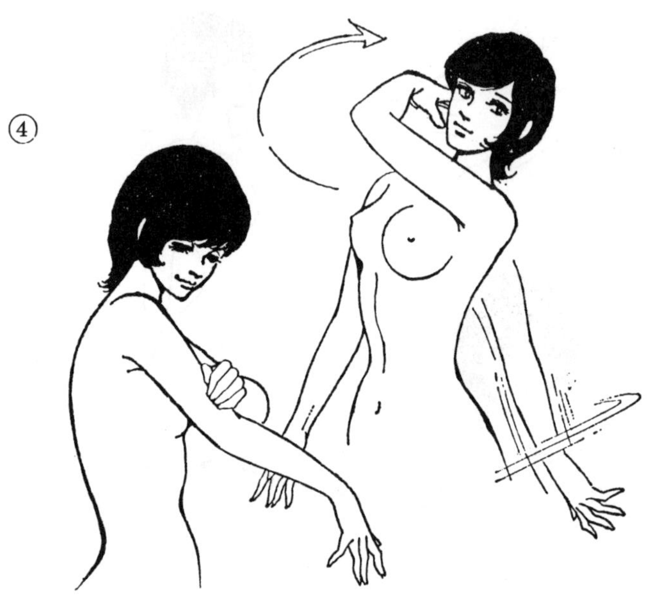

動一次，這樣反覆地作一〇次。

②手臂張開的呼吸式運動（胸式呼吸法）

(1)手臂張開和肩部齊高，手掌向下。

(2)向前轉動手臂，同時慢慢地數到一二三時吸氣。

(3)再恢復原狀，數三、四時呼氣。

(4)然後再向後轉動手臂數五、六時吸氣。

(5)再恢復原狀，數七、八時呼氣。

此種八呼吸式的運動共做一〇次，有一點要注意的就是手臂要與肩齊高，然後手臂轉動時慢慢地落下，吸氣時要充分地將空氣吸入。

③手的搖擺運動

⑤

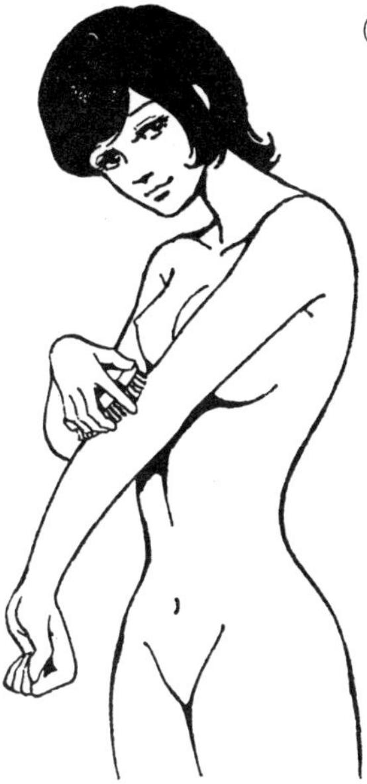

(1)肩部放鬆，將手臂搖晃。

(2)右臂搖向左肩後的方向，此時手腕的內側以接近下顎爲止（如圖）兩隻手臂交替做，共做5次。

④在肩部到手腕肥凸之肉處，用手按揉。不過按揉時要注意的就是不能光用手指尖按揉，而是要包括手掌一齊來按揉。

⑤用刷子或硬布在手腕的內側，由下而上，作螺旋狀的擦揉刺激，一共做5次。

第①點的運動能消除肩部肥凸之肉，還有一些人身體的姿勢不正，常常稍微向前彎曲，以及長時間身體向前彎著工作的人肩部之後側易生肥凸之肉而且肩膀容易酸痛。因此第①點的向後轉肩運動針對上述毛病具有功效。而第②點的胸式呼吸，能使手臂的肌肉緊縮，而使手臂柔軟富於彈力，且能促進胸部的發育。第③點的手之搖擺運動，能去除肩到手腕之間的肥凸之肉。

而第④⑤點的按摩及擦揉，給予皮膚刺激，促進新陳代謝的旺盛，同時也能使手臂多餘的肥凸之肉消失。

8.消除胃部凸出的肉

從豐滿的胸部到纖細的柳腰，這一段就是女性的曲線美之一部分，但是若胃部凸出的話，就像一塊美玉染有瑕疵一樣，已經失去它的美感。胃部凸出的原因主要是吃得過多。若是沒有節制的吃食，到頭來只會損害胃部的健康而已。

健康的秘訣是「吃飯八分飽」，這是自古以來的明訓，也是美容上必遵的原則，故於飲食上要適當地計劃節制卡洛里（體重×三三卡洛里），例如妳的體重是五〇公斤，一六五〇卡洛里就是妳一天美容上的必要量。

有些女性想極端地減肥，將一天的卡洛里需要量減到一〇〇〇以下，這只有招致損害健康的反效果而已，若能遵守一天的標準量，而且營養平衡，身上就不會生出肥凸之肉。

此外有些人胃部凸出，但並不是過食，這是胃機能不順的緣故，可以用左手向背運動的測驗來測驗妳的胃機能是否正常。

若是從這運動測出妳的胃機能不正常後，請做刺激胃部經脈的運動。

【身體的按摩擦揉法】

①沿著足部的胃經，從大腿到脚，由上而下用刷子作直線性的擦揉刺激。

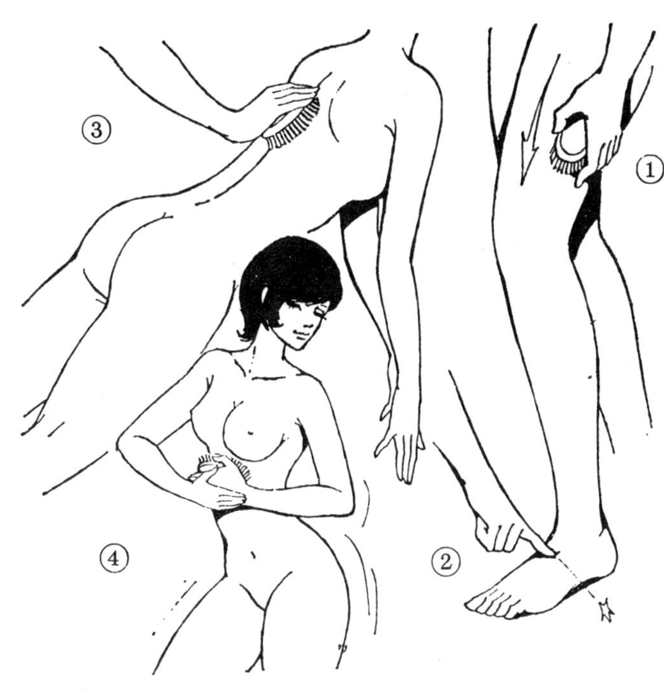

②在脚的凹處如圖示，用食指尖強力地指壓作點的刺激5次，每次5秒鐘。

③沿著左右的肩胛骨之間，由上而下，用刷子作直線性的強力擦揉刺激5次，再順著此直線的左側作區域性的擦揉刺激一〇次以上。

④將刷子貼在胃部，一邊扭腰（即身體左右扭動）一邊用刷子擦揉刺激一〇次以上。

胃經線的刺激及胃經上點的刺激，能促進胃機能的正常化，而背部的刺激能促進自律神經中樞機能之正常，這樣胃機能正常後再一面節制飲食，吃飯吃八分飽，就能保持體態的正常，而不生出肥凸之肉。

而第④點的刺激皮膚，及適度的扭腰

之運動，能去除凸出胃部的肉，而使胃部舒暢平坦。

此外還有一種方法對於促進胃部的正常化很有效果，就是要注意體態，不要常採取向前彎曲的姿勢，因爲胃部會凸出，主要就是身體向前彎曲的緣故。

9.使骨瘦如材的身體變成豐滿之法

肥胖的人總想變瘦些，而太瘦的人也想變胖些，這實在是一個有趣的事。

肥胖的人要變瘦並不是一件困難的事，只要注意節制飲食，就可作到，而瘦的人要變胖則並不是說吃多一點食物就辦得到的。

必須注意以下各點，以改善體質，就能增胖。

第一、要養成攝取有營養分食物之習慣，而且要多花時間慢慢地去咀嚼食物。

第二、爲了使所吃的食物能夠吸收，必須強化內臟器官之機能。

第三、要儘量保持心情的安定和諧，及使身體得到充分休息。

現在我就將上述各點加以說明。

(1)養成多攝取營養分的食物之習慣

飯食是補給我們營養最重要的東西，故要多攝取澱粉質的食物，而且吃飯時間要正常，要多費時去咀嚼，這樣胃部才能消化吸收，也能減輕各器官的負擔，而提高消化吸收的效果。

(2)**強化消化吸收器官的機能**

藉著各經脈的刺激及中樞刺激，就能強化消化吸收器官的機能。

①沿著足部的胃經，由上而下，用刷子強力地作直線性的擦揉刺激一〇次以上。

②在肩胛骨之間，由上而下，用刷子作直線性的擦揉刺激五次，在沿著此直線的左側，作區域性的擦揉刺激十五次以上。若是短刷子擦不到背部的人可用長柄刷子來擦揉。

③沿著手臂到手指之間的大腸及小腸經，用刷子強力地作直線性的擦揉刺激十次。

④沿著肩胛以下到腰際之間的背骨，由上而下，用刷子作直線性的擦揉刺激五次，再沿著此線的兩側作區域性的刺激十次。

(3)**使身心安定及得到充分休息**

身心能夠安定及得到充分的休息，對於身體的健康有極大幫助，且能促進體內各機能活動之正常化。因此要有「充足的睡眠」及使「神經安定」。

睡眠不足是變瘦的原因之一，因此要想增胖的人必須有充足的睡眠及克服不眠症。

第二章的自律訓練美容法裏有介紹睡眠之法，這樣神經才能得到安定。

另外要使神經獲得安定下列的方法也有效。

※ 慢慢地泡一個溫水澡。

※ 在耳後，耳垂下端大約二毫米的地方，用指尖強力地指壓按摩五秒鐘，一共作五次。此法可抑制交感神經之活動，而消除神經的緊張。

※ 在脖筋處，由下而上，用指腹慢慢地按摩，可抑制副交感神經的活動，消除神經的緊張，左右交互各作十次以上。

10. 創造豐滿的胸部

女性的胸部常被形容爲「高聳的玉峯」，的確圓圓的乳峯實在是女性美的象徵。當男性與女性初次見面時，除了看她的臉之外，視線總會瞧向她的胸部。但是女性的胸部並不是單單豐滿就迷人了，寬大鬆弛無彈性的布袋式乳房、及下垂的胸部，會使女性的魅力減少一半。

因此要創造完美的胸部，必須去除胸部上側、下側及腋下等處的肥凸之肉，使之變成富有彈性堅實的乳房。

(1) 使胸部豐滿

促成胸部發達最大機能就是乳腺（產後能分泌乳汁之腺），而乳腺的發達始於青春期，也是促成女人特徵之一點。

乳腺主要是靠著兩種刺激來促進乳房的成長。

一種就是稱爲內分泌腺中的卵細胞荷爾蒙，卽與妊娠有關的女性荷爾蒙刺激。女性妊娠時卵細胞荷爾蒙就會使子宮壁變厚，以保護胎兒，同時刺激乳腺，以便以後給嬰兒授乳。因此在妊娠期的女性，胸部會漸漸感到膨脹。另外一種刺激是從皮膚上直接給與乳腺的刺激，這是在胸部的下側的地方到腋下爲止的部分給予刺激，特別有效。

此外胸部有許多經脈通過如（肝經、腎經、胃經等），這也是乳房發育之點，若能在這些經脈之點上給予刺激，對於促進乳房的發育也非常有效果。

【身體的按摩擦揉法】

①在頸部後面突出大骨的地方，因大姆指以外的手指貼在此處，如圖示，然後頭部向後彎，用手指尖強力地擦揉按摩五次，一次十秒鐘。

①

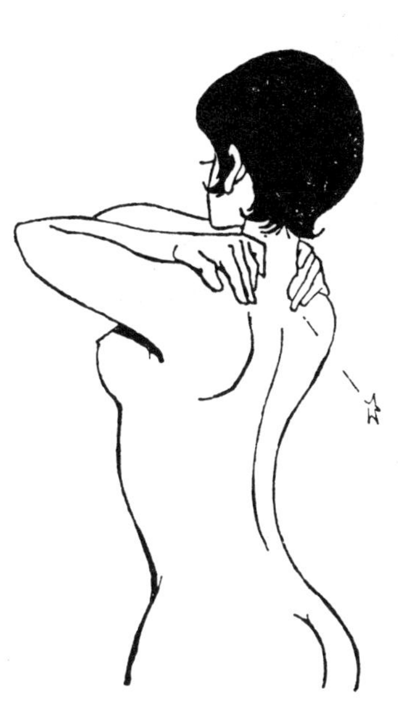

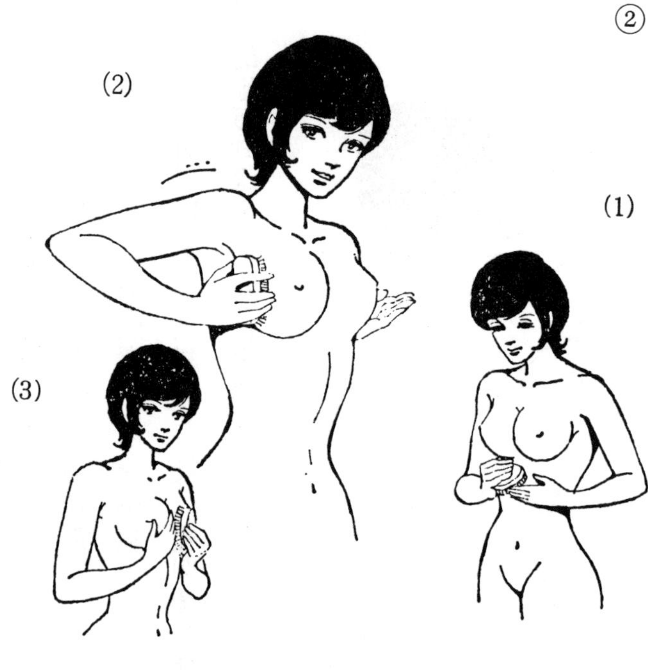

②圓形的擦揉運動

(1)一隻手握著刷子，和另一隻手掌均貼在心窩上，作出預備動作。

(2)沿著渾圓乳房的曲線，從腋下到乳房或從乳房到腋下，用刷子及手強力地擦揉，此時兩肘張開，而肩部也要大大地轉動。

(3)從胸部的上側到雙峯之間，稍微放鬆力量地用右手柔軟地擦揉刺激十次。再換左手拿刷子擦揉十次。

③在胸部塗上油脂，再用手掌按摩刺激胸部。

(1)首先用右手掌托在右乳房下。

(2)然後左手掌放在右乳房上。

(3)右手掌沿著圓形的乳線強力地托

③

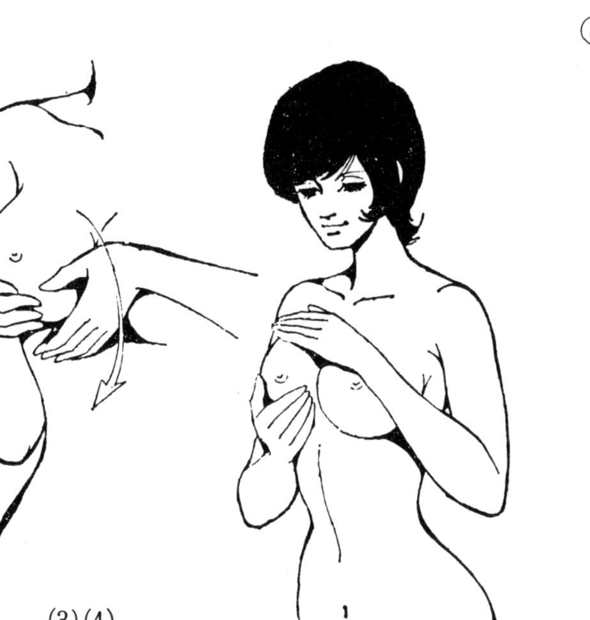

(3)(4)

著乳房。

(4)而左手則沿著圓圓的乳房線，柔軟地擦揉按摩。

頸部背後背骨的刺激，能強化乳房的發育。而圓形的擦揉運動及塗上油脂後的刺激，能給予經脈及乳腺直接的刺激，故能促進乳房的成長。

「女性的胸部因受男性的愛撫而發達」，的確是如此，因爲男性的愛撫行爲，可使女人得到快感，同時藉著點的刺激，能促進胸部的發達。

此外圓形的擦揉刺激，由於肘部張開，因肩部到手臂的擴張，使胸部突出，變成胸部肌肉的擴張運動，故對促進胸部的擴大也有效果。

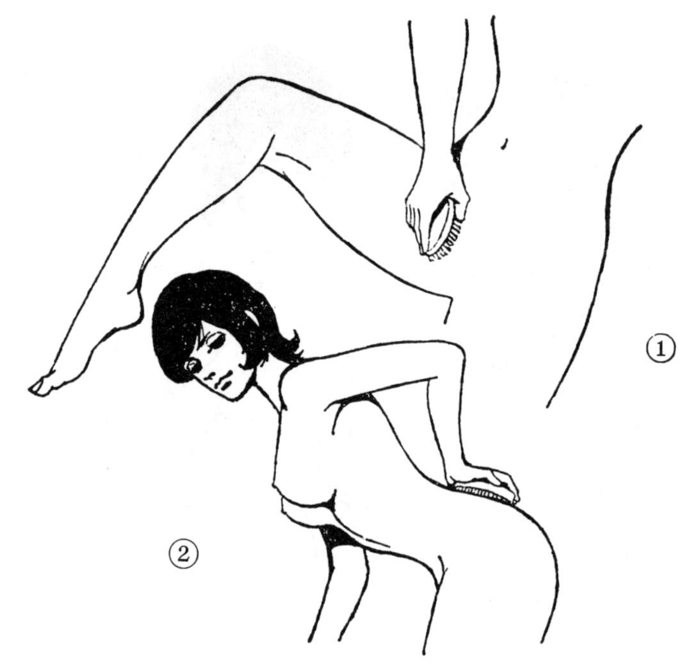

而在胸部上塗上油脂，再給予刺激，對於乳房的發育也很有效果。而且乳房也會變爲光艷，富有彈性。使胸部更爲迷人。經過三個月間，在每天入浴時照著上述方法去做後，妳的乳房就會增大二公分，變成更豐滿。

※ 針對月經不順的女性

有些女性因爲生殖器官的變調，而使胸部發育遲緩，這樣的女性可照著下列「身體按摩擦揉法」去做，一定有效。

【身體的按摩擦揉法】

①在大腿溝的部分，用硬布或刷子按摩刺激。此種刺激能促進生殖器機能之活動。

②在腰際之背骨上，由上而下，用刷

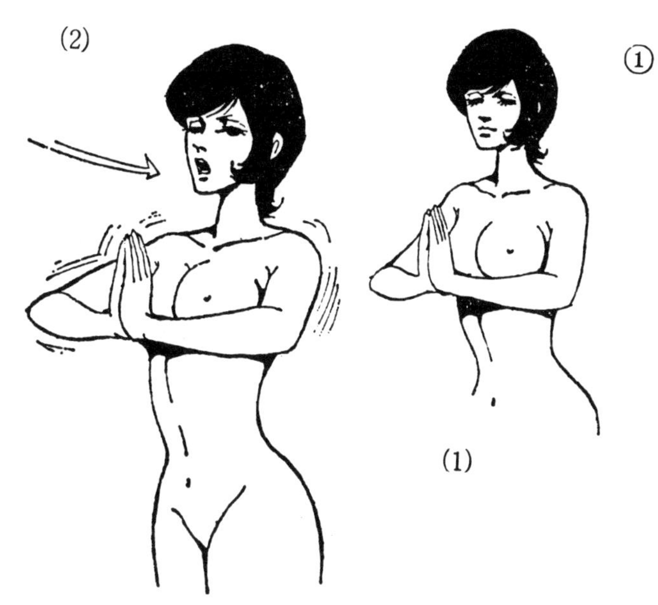

子作直線性的擦揉刺激五次。因爲此處的刺激能促進支配生殖器官的中樞神經之活動，進而促進生殖器官（子宮、卵巢）之發育。若這些器官順調的話，自然能促成乳腺活動之正常，胸部就會發達。

(2)使下垂的乳房，變成堅挺富彈性

乳房下垂就是因爲胸部肌肉已不緊縮，鬆弛了，乳房也變成無彈性，而且乳房附近生出的肥凸之肉也會使乳房變成鬆弛。

此外生產後，由於授乳，也會使乳房鬆弛下垂，這一點是大家所知道的。

因此若要使胸部緊縮，及去除肥凸之肉，可實行上述的圓形擦揉運動，以及下面所述的呼吸式運動，就會得到很好的效

1,2,3,4,

(3)

果，這是爲了鍛練胸部肌肉所做的呼吸式運動。

【身體的按摩擦揉法】

①爲了使胸部擴張的胸式呼吸

(1)距離兩個乳溝間的前面大約十公分的地方，兩手合掌，兩肘張開，視線看向斜上方。

(2)胸部往上擴張似地在四秒之間大力地吸氣，此時一面吸氣一面兩手儘量出力，使手掌力量加強，使手和肩部均抖動，此時要注意的就是手肘到手掌之間的手臂是成一直線的。

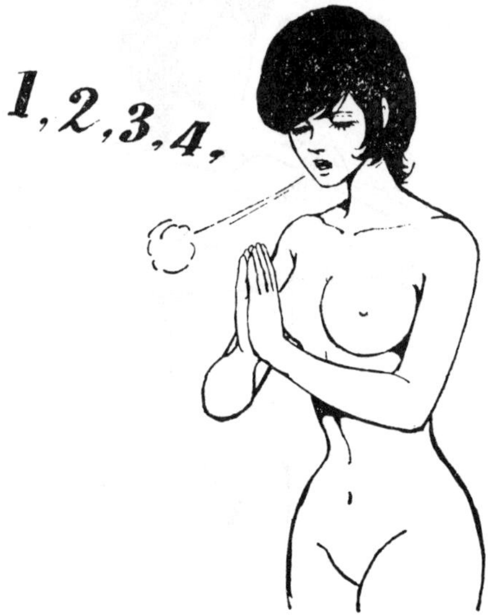

(3)然後在四秒間慢慢地呼氣，稍微放鬆力量。

因此在八秒間作以上的運動一次，一共作八次，若體力許可的話可多做些。

此種呼吸的運動，能使胸部肌肉緊縮，而擴張乳房，同時能去除腋下肥凸之肉。而使乳房堅挺且變大了。

到我的美容中心來請教的人當中，除了許多女性以減小腰圍爲目的外，也有許多女性怕減肥後影響到胸部的豐滿，而作圓形擦揉運動及胸式呼吸運動，均得到很好的效果。

以小川美子女工（二十四歲）的例子來說，她體重減輕了六公斤，而且經過三個月的運動，她的乳房上部和下部距離之差增大了變成十五公分（以前是十三公分）現仍繼續作上述這兩種運動。

【日常生活中的胸部上垂運動】

要鍛練胸部，使之上垂，除了胸式呼吸運動外，在公共汽車上或是在道路上行走時，只要專心地去鍛練經過一個月之後，也會有效的。

※　在客滿的公共汽車上，身體不要動，抓住車上吊帶，或是用手支著車壁，此時手腕或是要高過肩部抓著吊帶或是與肩平行支著車壁均可。

※　提重物或背著重重地書包時，若是肩部不出力的話，可能會因東西過重而下垂，因此要儘量張開肩部，手肘向上，手腕出力地提著東西，這就是鍛練胸部的運動。

使胸部堅實的圓的擦揉運動及胸式呼吸運動之效果眞的很好，這也是我親身體驗的，所以我才敢這麼有自信地介紹給各位。

我在三十七歲那年的夏天曾因動手術，而躺在醫院一個月，熱心來照顧我的親人看了我之後都說：「噯呀！妳怎麼會變成這樣呢？」，的確我是滿臉病容，而且乳房，也鬆弛下垂了，全身感到倦怠，缺乏活力。

經過一個月之後，我的身體較好些，已經得到醫師的許可，可做輕微的運動時，我就早晚做圓形擦揉運動及胸式呼吸運動，直到身體感到疲勞爲止。

經過二個月後的乳房又恢復了像入院前一樣地富有彈性堅挺，此種失而復得的喜悅若非生爲女性是決不會了解的。

11. 使妳的臀部富有彈力

女性身體最容易出現老化的部位是眼角的魚尾紋、頸部及胸部等。此外臀部下側之線也是最容易讓人發現女性年齡增大的特徵之一。

從女性背部看來若是臀部扁扁無彈性，實在是不雅觀。

臀部必須渾圓而且富有彈性才是最美的，因此臀部要高，比通過恥骨（身體前面足根中央之骨）高度的水平線之後的直線還要高的臀部才合乎日本女性的理想。

若要保有渾圓且大的臀部，以及使下垂的臀部往上翹，且富有彈性，使妳的臀部迷人，照著下列方法去做一定有效。

(1) 使下垂的臀部昇高

要使下垂的臀部昇高，就必須去除臀部下的肥凸之肉以及背部的肥凸之肉，這樣臀部就會顯得渾圓高挺，因此從這兩方面着手一定有效果。

另外已生產過幾胎的女性及月經不順等生殖器官的變調的人，以及更年期的女性，為了要促進生殖器官活動之正常化，對於在生殖器經中心的腰際之間的刺激是必要的。

【身體的按摩擦揉法】

①

①圓形的擦揉運動（對於去除身體上的肥凸之肉，使臀部抬高最具效果）

(1)將雙脚打開與肩幅同寬，而兩膝則合在一起，如圖示，將刷子貼在腰部中央的附近。

(2)用刷子作圓形狀地擦揉至臀部以下為止。再由下而上擦揉。

此時要注意的是往下擦揉時不必用力

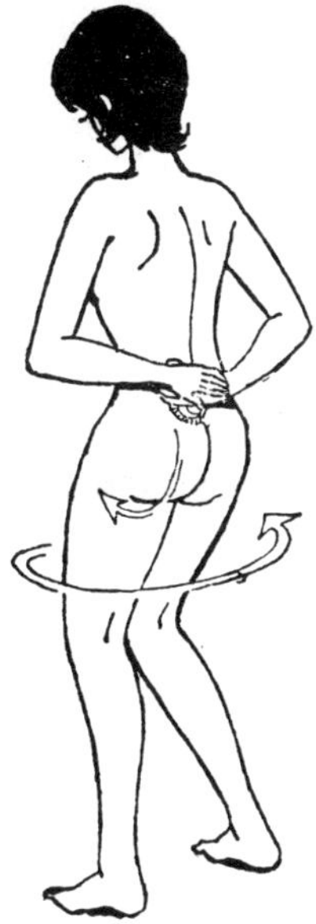

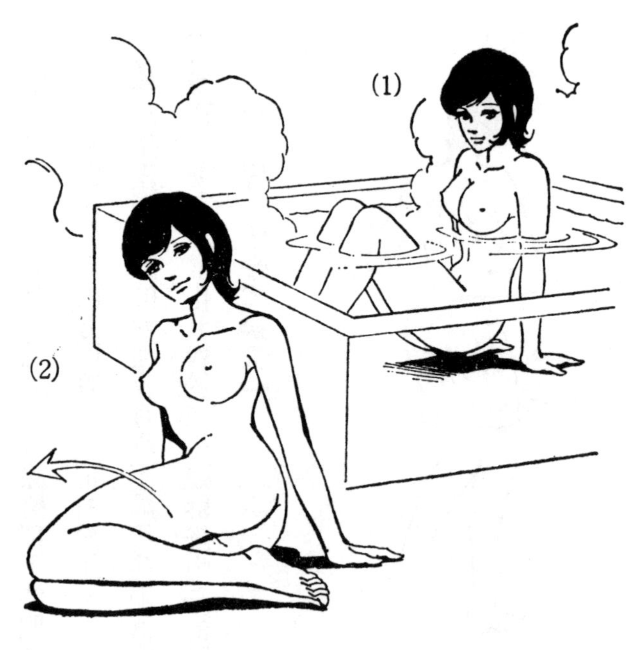

稍微放鬆即可，而往上擦揉時則要出力擦揉。此時若能配合扭腰擦揉運動效果更好，左右臀部各擦揉十次。

②浴盆中的泳式運動

(1)將手置於臀部旁，而兩手掌則貼著盆底以支持著身體。在腹部用力，同時手腕也出力使臀部抬高五公分，而兩膝則合在一起。

(2)兩膝仍合在一起，不過偏倒向右側，而膝蓋頭則要靠近盆底。

(3)兩膝仍合在一起回復原來的姿勢。

(4)將兩膝倒向左側，而膝蓋則靠近盆底。

(5)再恢復原來姿勢。

此種一連串的動作算一次，一共作十

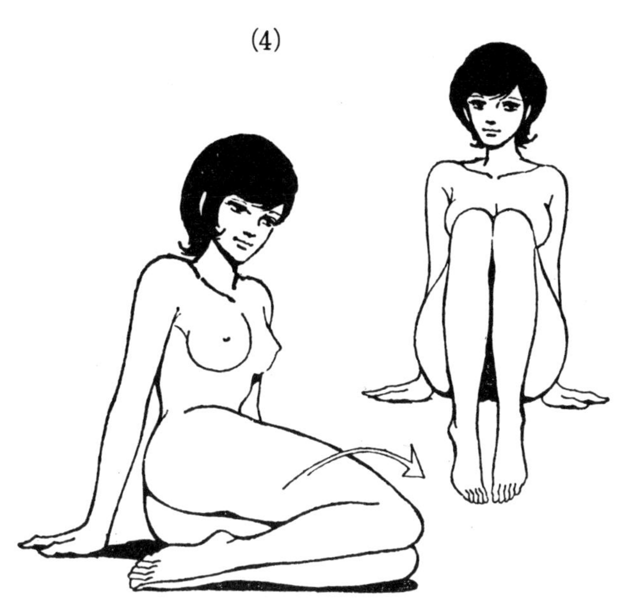

次。

③用腳尖走路。

兩膝伸直，用力地用腳指來走路，早晚在室內來回各走五分鐘。每天均要按時去做，不要忘記了。若是穿鞋子則鞋尖著地，鞋底離地約五～六公分，呈三十度的角度，最爲適當。

④輕輕地握拳，放鬆肩部力量，搖擺著手腕敲著臀部左右手交互使用一共作二十次以上。

⑤一隻腳立著，另一隻腳放鬆地輕微搖擺著踢在床上，左右腳各作十次（腳的搖擺運動）。

⑥爲了要刺激足部的生殖器經，必須在大腿、及膝蓋背後、腿肚、直到腳爲止

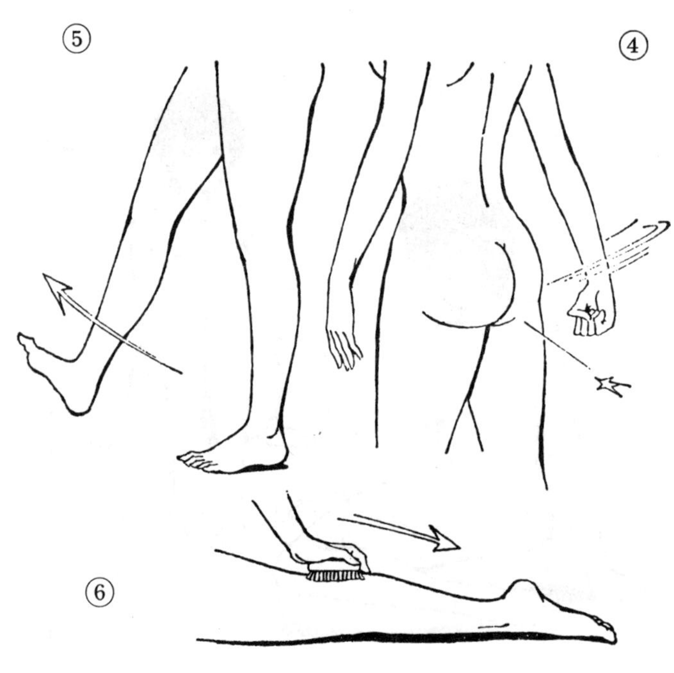

，用刷子作區域性的擦揉刺激五次。

圓形擦揉運動除了能刺激肌膚之外，同時能促進脂肪代謝的旺盛，使肌膚光艷，富有彈力，消除肥凸之肉。

而浴盆的冰式運動，藉著扭腰，使水的壓力使臀部肌肉緊縮，而達到臀部上昇的效果。此運動對於消除大腿到脚和腰部多餘的肥凸之肉也有效。此外利用脚尖來走路也能使臀部的肌肉緊縮，而自然地上昇。而且由於使肛門緊縮的結果使膣口束緊，在房事時更能達到性的快感之效果。

第④點的用手往上拍著臀部，能使臀部的肌肉連續地緊縮，而使臀部肌肉上昇的持續力增加。

而脚的搖擺運動，能達到臀部上昇的

效果，且能強化生殖器官的活動，及消除月經不順的煩惱。

第⑥點的生殖器經之區域性的刺激，能給予各器官周圍之直接刺激，生殖器官不正常的女性要特別用心地去做。故最後一點的用刷子或硬布之擦揉刺激對於更年期的女性最有效果。

(2)使肥大臀部緊縮，變有彈性

要使過於肥大臀部變成恰當渾圓富有彈性，除了上述臀部上昇運動遲動外，再和下列的運動一起照著去做，更加有效。

①為了使肥大臀部變小些而做的腹式呼吸運動。

①

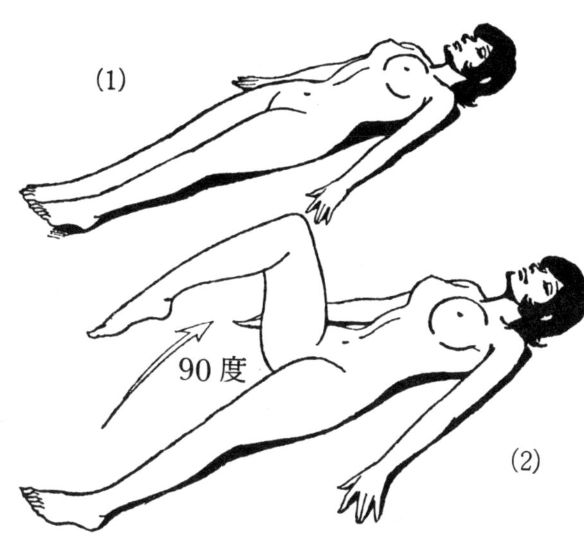

(1)將心情放鬆地橫躺在床上。

(2)在1～4秒間吸氣。1～2秒間時仍採取原姿勢，而在3～4秒間時右脚的膝蓋彎曲成

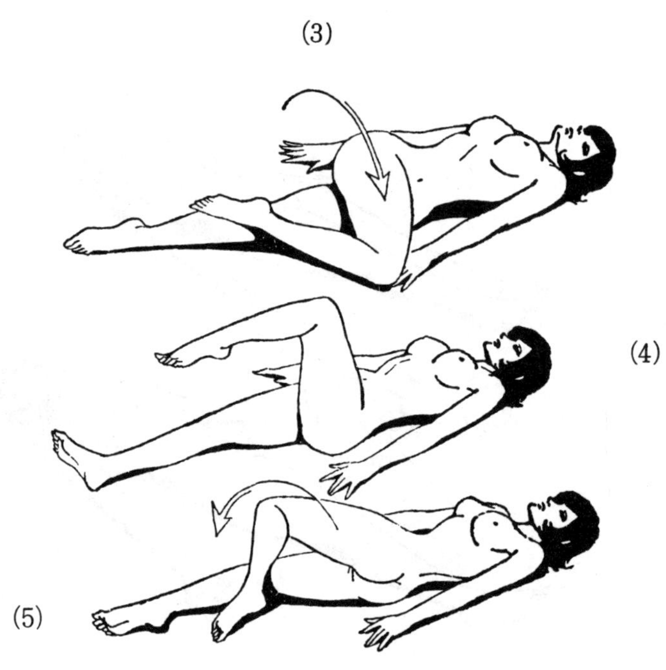

九十度，而膝蓋到脚之部分則採取平行姿勢如圖示。

(3)在5～8秒間呼氣，此時膝部慢慢地轉向左側，接近床上。

(4)在1～4秒間吸氣，這次換左脚，在3～4秒間時左脚的膝蓋彎成九十度。

(5)5～8秒間呼氣，膝部轉向右側的床上。

這樣一邊呼氣時扭動身體，吸氣時脚膝部抬高成九十度的運動，左右脚在8秒間各作五次，若體力許可的話，能作十次更具效果。

有一點要注意的就是膝蓋在抬高或轉彎時，肩部要仍貼在床上不能上昇移動。

②搖轉腰部的爬行運動。

像嬰兒爬行一樣似地，將腰部半轉慢慢地爬行。

爲了使臀部變小而作的腹式呼吸運動，由於使臀部半轉，而能使臀部肌肉緊縮，而達到使臀部富有彈性的效果，由於腰部及臀部的運動量較少，故搖轉腰部的爬行運動能補充這兩部分運動量之不足，而給予肌肉緊縮，而且此種爬行運動和用腳指走路之運動一樣，能使肛門及膣口緊縮，因此在房事時能達到性之快感。

在此我介紹一位因實行圓形擦揉運動及腹式呼吸運動，而成功地使臀部抬高二公分的女性之例子給各位。

住在千葉縣的八木沢優子小姐，二十歲，她身高一六六公分，體重有六十公斤，可說是一位高頭大馬型的女性了。

但是她照著經脈美容法所介紹的「身體之按摩擦揉法」，確實地去做，經過一個月之後體重及腰身都減少了，她充滿信心的說「將來一定要成爲一名模特兒」。

八木沢小姐的資料：

※ 體重　六〇公斤　五五公斤（減少五公斤）

※ 腰圍　六六公分　六〇公分（減小六公分）

※ 臀部抬高　臀部昇高二公分

12.使臉部鬆弛的肌膚變成緊縮富有彈性

顏面鬆弛，有的是由於臉部生出肥凸之肉過多的緣故，此外七、八十歲的老年人則是由於皮下脂肪的漸消失，而使肌膚表皮鬆弛的情形也很多。

但是最近十七、八歲的高中女學生却爲臉部生出肥凸之肉，肌膚鬆弛之事而煩惱的也很多。這是因爲年輕人們對於蔬菜、海藻類、魚貝類等之各種食物，沒有用牙齒深深地去咬嚼的習慣，例如現在的年輕女性們吃食肉食方面一塊柔軟的漢堡牛肉比一塊硬厚的豬排、牛排更吸引她們，她們實在懶得用嘴去咬嚼硬碎的東西。

用牙齒咬嚼這雖是小小的動作，却對於除去臉上鬆弛肥凸之肉具有效果。故要常常養成咬嚼食物的習慣，此外還作下列的按摩擦揉法，雙管齊下，效果更顯著。

【身體的按摩擦揉法】

①用力地咬著上下齒，一面發出「伊！」的音，然後再將嘴唇變成尖圓狀發出「嗚！」的音，這樣交互地作十次或二十次。

②用姆指和食指擰著面頰或是下顎的肌肉鬆弛之處。

③用左手的指尖拍著右邊的面頰，然後再用右手的五指尖拍著左側的面頰，兩手交互使用，

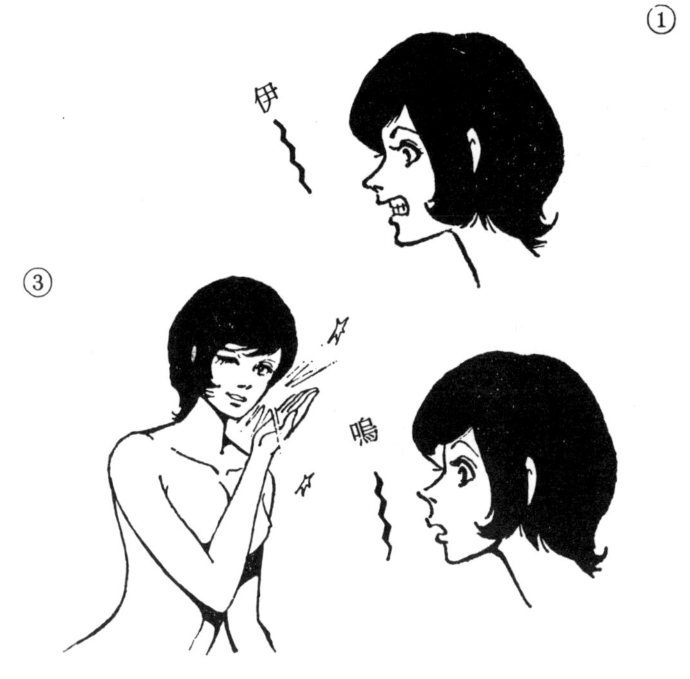

各作十次以上。

臀部下垂的女性，可能胸部及顏面也會鬆弛，故若能給予臉部的皮膚肌肉刺激，就會適度地使肌膚緊縮而富有彈性。

因此照著上述的按摩法去做經過一個月後，就會有驚人的效果。

13.使妳的頸部變細更具女性魅力

柔細白嫩的頸部也是男性想一親芳澤的部位，因爲柔細潔白的頸部會使女性更具有女人的味道與魅力，在穿衣服上這是必露出的一個重要的部位，因此從下顎到頸部這一部位若是鬆弛，及有皺紋，就會使人感覺到妳的青春已逝，年齡已經不輕了。

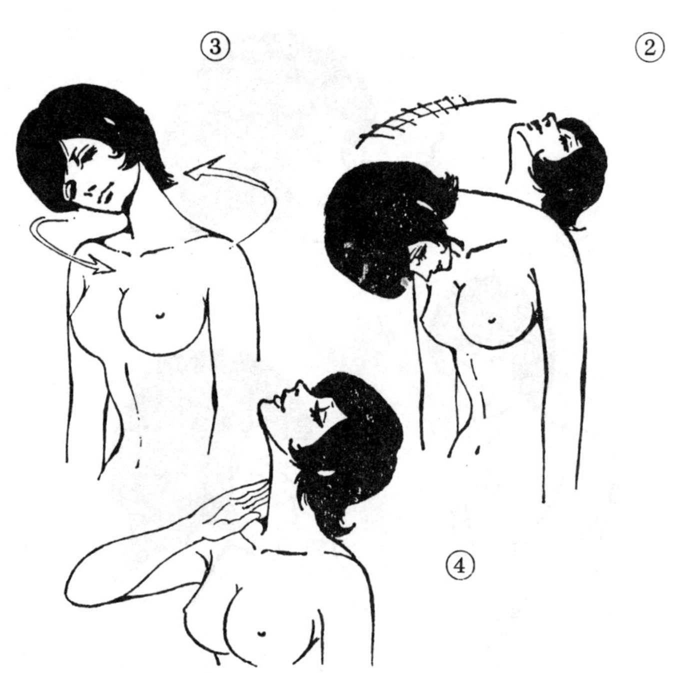

因此在擦揉妳的臉部時，不要忘記也要順便保養妳的頸部，請照著下列方法去做。

【身體的按摩擦揉法】

①左右地轉動頭部，先轉到右面再回復正面，然後再轉到左面，再回復正面，這樣反覆地作10次以上，轉動頭部時，肩部不要動，而且要盡最大限度轉到接近與肩之水平線爲止。

②前後地轉動頭部，先轉到前面再回復正面，然後轉到後面，再回復正面，這樣反覆地共做10次以上。轉動時均要盡最大限度，口不要張開。

③用右旋轉頸部到左，再由左旋轉頭部到右，肩部不要移動，慢慢地作10次以

上。

④下顎向上突出，儘量伸長脖子，共做10次，每次5秒鐘。

⑤下顎向上突出時，在耳後側到肩部鎖骨之間的筋會出現，沿著筋的內側，塗上美容霜，由下而上用手掌及指腹輕輕地作直線性的擦揉刺激，左右手交互使用，各作10次。

頸部的上下、左右，旋轉之運動，能去除下顎到顎部、頸部至前胸之多餘的肥凸之肉，而使頸部肌肉適當地緊縮，富有彈性。

而且因爲頸部是所有經脈必通之處，故在頸部給予刺激，能使身心爽快，消除疲勞，特別是第④點的下顎向上突出，伸長頸部的運動，更具有此種效果。

還有沿著脖頸子筋部的刺激，除了給予肝經、腎經柔軟的刺激外，同時能促進迷走神經的興奮，而使自律神經的副交感神經呈緊張亢進的狀態，對於安定神經有極大的效果。

14.使妳的腿部適中地變爲纖細

根據一家女性內衣製造廠的調查，詢問女性們「對於自己的身材最感到不滿意之處在那裏？」大部分的女性們均回答說「腿部太粗了」，的確是如此，女性們若腿部過粗，如蘿蔔腿或瘦得像竹竿，均不美觀。若是臉部有些毛病還可以用化粧來掩飾，但是腿部可是無法掩飾的。

①

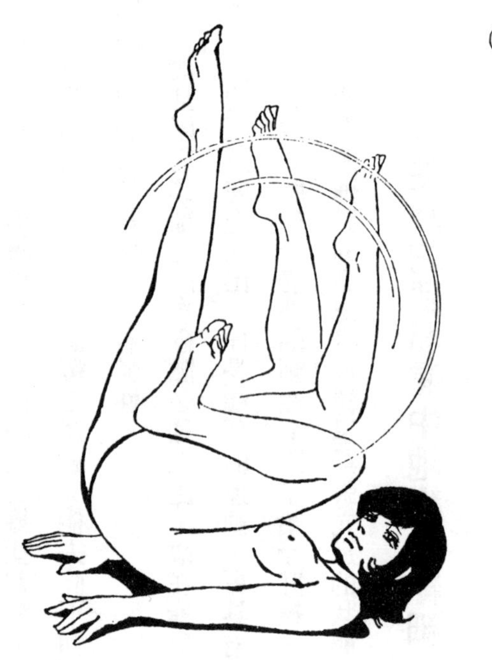

從富有彈性的大腿到小腿、脚脖子爲止，若纖細適中，令人看來舒適具有美感，就是具有曲線美的腿部了。若是妳擁有一雙美腿，卽使身體稍微肥胖些，也可以此玉腿來補身材稍胖之缺點，故女性要深具魅力，擁有一雙美麗的玉腿是必要的。

(1)使過於肥粗的腿部變成細瘦些

若是腿部不僅大腿和脚脖子過粗，而且是整隻腿均過於肥大、鬆弛，運動不足是造成此種肥粗腿的第一個原因。

因此要使腿部肌肉收縮，藉著運動去除腿部多餘肥凸之肉。

【身體的按摩擦揉法】

①如踏自行車、縫級機似的踏板運動

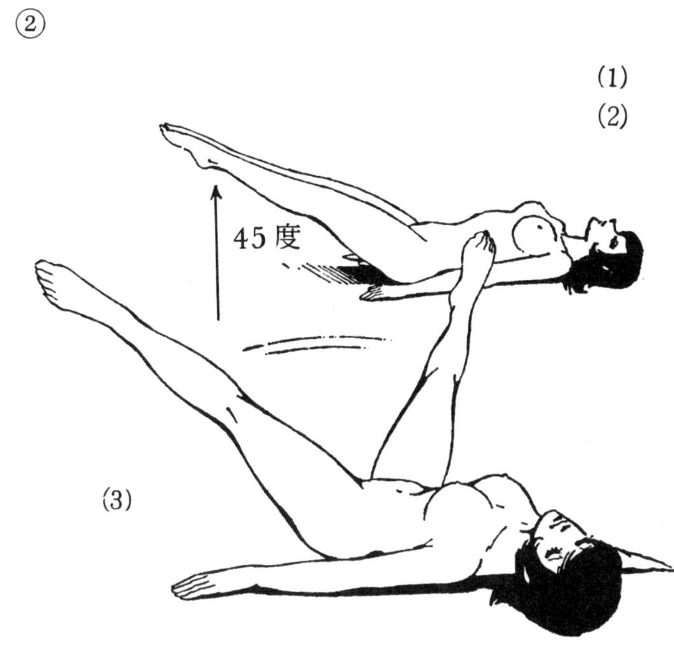

(1)躺在床上，腿伸高成90度直角，此時要儘量藉著腰力使腿上升，而腰部也要抬高，若是腰部過重抬不高的人可用兩手支著腰也可以。

(2)然後像踏自行車一樣的旋轉足部，若是踏的距離遠些時，腰部可稍微移動，若是踏到近些時，腿部要靠著腹部。

此運動，要慢慢地富有規律地，左右腳交互使用作30次以上。

②腹式呼吸運動

(1)身體橫躺著，慢慢地將腳伸高爲45度。

(2)在4秒間吸入空氣。

(3)然後在下一個4秒中呼氣，兩腳儘量張開成90度。

(4)在4秒間吸氣，兩脚又合在一起。

(5)在下一個4秒中呼氣，兩脚再張開成90度。

(6)這樣在4秒間呼氣兩脚張開，4秒間吸氣兩脚合併的運動共做10次，再放下脚來。

(7)以上從第(1)到第(6)個動作一共反覆地做5次以上。就會很有效果。

第①的踏板運動及②的腹式呼吸運動，能使足部緊縮，而使下腹到脚之線給予人美感。在每天就寢前或早上起來時，一定要照著上述方法去做，不要忘記了。

※　針對生理不順的女性

有些女性說：「我雖然已盡力去運動了，但是效果卻不好」，若是如此，那一定是生理不順，以致雖有運動，腿部仍然粗大。

此種女性是由於女性荷爾蒙分泌過多，生殖器官機能的變調，大部分均是長得白白胖胖圓臉型的女性。因此她們光是運動也達不到良好效果，必須先藉經脈美容之擦揉按摩法，使體內變調之機能回復，才是先決條件。若要測驗妳的生殖器官之機能是否異常，可作脚掌展開運動來測驗一下。（參照51頁）

【身體的按摩擦揉法】

若能實行以上之按摩擦揉法，就能強化生殖器官的機能，使之恢復正常，這樣去做上述所說

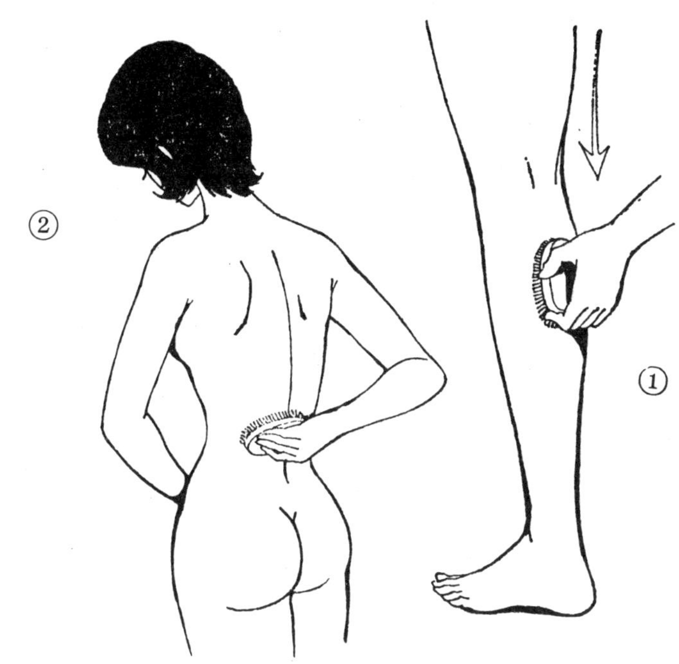

的踏板運動，效果才會增大。

①在足部後側的生殖器經，由上而下，用刷子作區域性的擦揉刺激5次。

②在背部腰椎處（背骨腰際），由上而下，用刷子強力地作直線性的擦揉刺激5次。然後沿此線兩側，作區域性的擦揉刺激10次。

(2)使大腿肌肉緊縮，富有彈性

「我希望穿牛仔褲，但是大腿太粗了，穿上去腿被束縛得太緊，很不舒服，故沒有適合的尺寸可穿，實在令人煩惱」，有許多年青女孩們常會如此抱怨，此外大腿粗的人穿緊身窄裙時，也實在不好受且不美觀，這一點要注意。

【身體的按摩擦揉法】

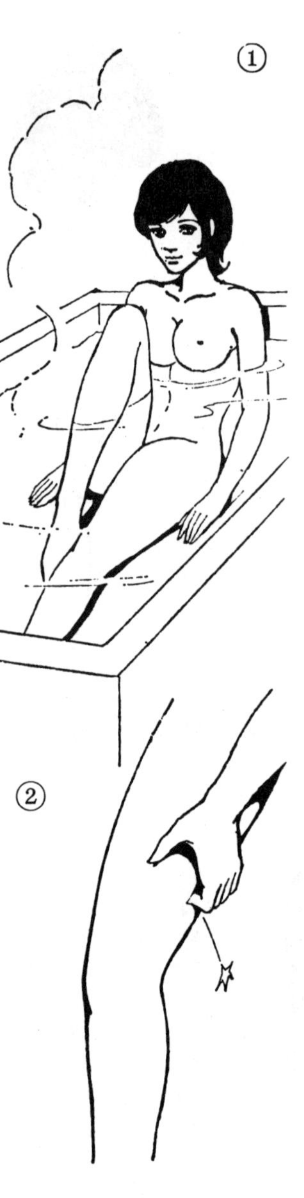

①入浴中的運動。坐在浴盆中，一隻脚伸長，另一隻脚膝蓋彎曲，這樣左右脚姿勢交互改變，共做10次，要注意的是彎曲的膝蓋要盡量貼近胸部。

②在大腿內外側之肥凸之肉，用手掌抓著，由上而下柔捻著，必須用整隻手掌，而不是光用指尖，這一點要注意，左右腿，大約各擰3分鐘。

澡盆中的運動，能藉水的壓力，使大腿活動，以消除腿部肥凸之肉，且具有使腿部肌肉緊縮，富有彈性之效果。在用手掌擰肥凸之肉時，最好在浴罷後，身體柔軟之時來做，較有效果。

(3) **創造妳小腿到脚之曲線美**

在床上，將妳的腿伸出看看，大腿內側的肥凸之肉，雖然較不顯眼，但是小腿到腳之曲線則一目瞭然，若是太粗，實在難看。

故爲了保持身材的匀稱，必須作腿部運動使妳的小腿具有曲線美，讓妳擁有一雙美腿。

【身體的按摩擦揉法】

①準備一把坐時與膝部水平等高的椅子，在椅子上淺坐著，膝蓋上則放二本電話簿，然後按著下列順序，移動足部。

(1)將腳根抬高，膝蓋到腳尖成一直線。然後慢慢將腳根放下，反覆地作5次。

(2)和(1)同要領，不過這次將腳尖按下列順序移動。張開左右腳尖↓腳尖前後移動↓再變換前後腳尖↓一共做5次，此時要注意的就是兩膝要合在一起。

②左腳立著，右腳的腳尖著地，左右上下地轉動，右腳和左腳交互去做，共做10次。

③坐在床上，右膝彎曲，兩手握拳，但不要出力，慢慢地敲著小腿。然後再變換左膝，每一腿一共拍20次。

④用腳尖來走路，在室內練習，若出外時可利用高跟鞋來做。在上樓梯時也可用腳尖出力來爬上樓梯去。

用腳尖走路時，小腿到腳會出現腳筋，這樣使腳之肌肉緊縮，可達到去除小腿上肥凸之肉，

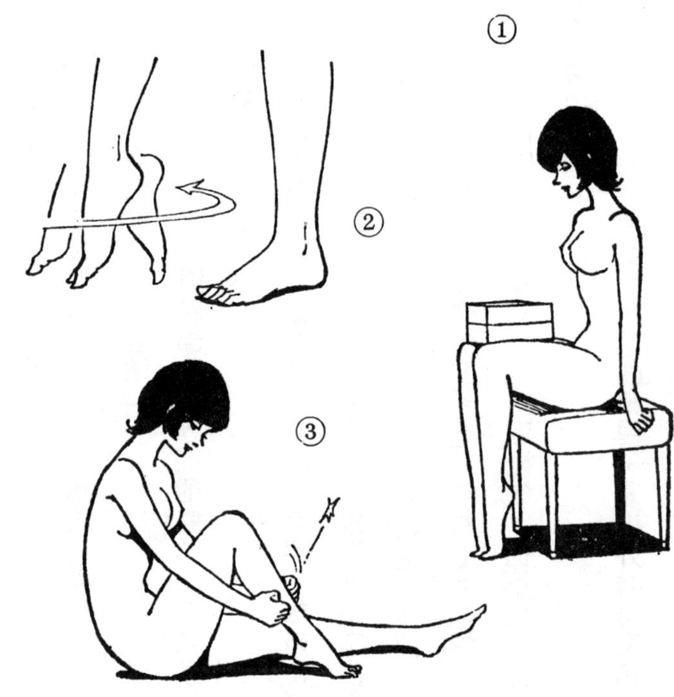

使腿部富有彈性。

若是小腿柔軟肥胖的話，藉著拳頭的輕敲，也會達到驚人的效果。

【因浮腫使小腿變粗】

有些女性一直認爲她們的腿部太粗，其實有些人腿部並不是眞的太粗，而是因浮腫的關係，而使腿部看起來好像很肥粗，尤其是小腿。有些女性到了傍晚小腿特別變得粗大。

因此若認爲腿部是浮腫而變粗的女性，應做上體前屈運動的測驗，來測驗自己的腎機能是否正常。

若是無法做此運動的人，就表示妳的腎機能不正常，可能妳的臉部及小腿也會浮腫，故要做下列的按摩擦揉法以強化妳

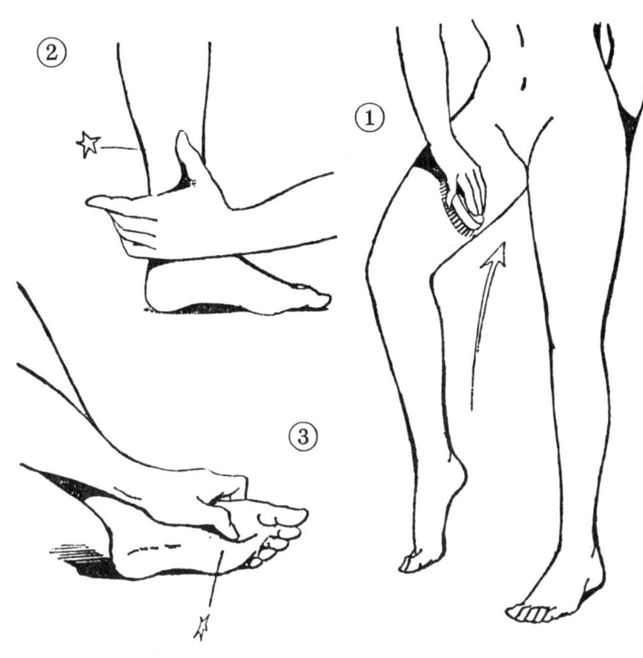

的腎機能，使之恢復正常。

而且每日用20分鐘來按摩妳的小腿，經過一個月後，小腿就會減細1至2公分，消除妳腿部的浮腫，使小腿看起來很美，更具魅力。

【身體的按摩擦揉法】

①沿著足部的腎經，由下而上，用刷子柔軟地作區域性的擦揉刺激10次。

②在足踝上大約距離一手掌處，如圖示，用大姆指腹作點的指壓刺激10次以上，每次5秒鐘。

③在脚掌心上的凹處，用大姆指腹作點的指壓刺激5次以上，每次5秒鐘。

④以脚掌心爲中心，作半圓狀地用刷子擦揉刺激。

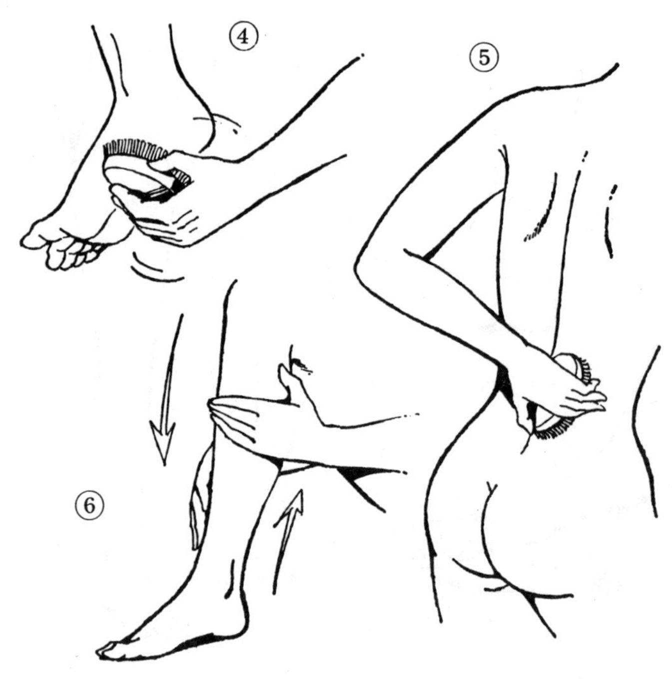

⑤從背部肩胛骨下到腰際之間，沿著背骨，用刷子作直線性的刺激5次，在以此線爲中心，沿著左右地帶，作區域性的擦揉刺激10次。

⑥在小腿上撲香粉，然後用兩手掌，擦揉按摩，擦揉時一隻手掌由下往上擦揉小腿外側，另一隻手掌由上往下擦揉小腿內側，擦揉腿部內側的手掌要用力些。作3分鐘以上。

若能照著以上的擦揉法去做，就可以消去腿部浮腫，使妳的腿部更具魅力。有許多例子可以爲證。現舉一例給各位參考。

住在日本兵庫縣的木村惠子女士（38歲），她的小腿有38公分粗，她非常希望擁有一雙適中美麗的小腿，因此來請敎我，減細她小腿之法。

結果她照著上述的擦揉按摩法去做之後，效果很好，不但她腿部的浮腫消失，且小腿到脚之部分均變細了，看起來更富腿線美。

總計在她實行兩個月之後，小腿減細4公分，脚脖子之處減細2公分，現在她的腿已很均稱了。

大展出版社有限公司　圖書目錄

地址：台北市北投區(石牌)
致遠一路二段 12 巷 1 號
郵撥：0166955～1

電話：(02)28236031
28236033
傳真：(02)28272069

・法律專欄連載・電腦編號 58

台大法學院　法律學系／策劃
法律服務社／編著

1. 別讓您的權利睡著了 1　200 元
2. 別讓您的權利睡著了 2　200 元

・秘傳占卜系列・電腦編號 14

1. 手相術　淺野八郎著　180 元
2. 人相術　淺野八郎著　150 元
3. 西洋占星術　淺野八郎著　180 元
4. 中國神奇占卜　淺野八郎著　150 元
5. 夢判斷　淺野八郎著　150 元
6. 前世、來世占卜　淺野八郎著　150 元
7. 法國式血型學　淺野八郎著　150 元
8. 靈感、符咒學　淺野八郎著　150 元
9. 紙牌占卜學　淺野八郎著　150 元
10. ESP 超能力占卜　淺野八郎著　150 元
11. 猶太數的秘術　淺野八郎著　150 元
12. 新心理測驗　淺野八郎著　160 元
13. 塔羅牌預言秘法　淺野八郎著　200 元

・趣味心理講座・電腦編號 15

1. 性格測驗① 探索男與女　淺野八郎著　140 元
2. 性格測驗② 透視人心奧秘　淺野八郎著　140 元
3. 性格測驗③ 發現陌生的自己　淺野八郎著　140 元
4. 性格測驗④ 發現你的真面目　淺野八郎著　140 元
5. 性格測驗⑤ 讓你們吃驚　淺野八郎著　140 元
6. 性格測驗⑥ 洞穿心理盲點　淺野八郎著　140 元
7. 性格測驗⑦ 探索對方心理　淺野八郎著　140 元
8. 性格測驗⑧ 由吃認識自己　淺野八郎著　160 元
9. 性格測驗⑨ 戀愛知多少　淺野八郎著　160 元
10. 性格測驗⑩ 由裝扮瞭解人心　淺野八郎著　160 元

11. 性格測驗⑪ 敲開內心玄機　淺野八郎著　140 元
12. 性格測驗⑫ 透視你的未來　淺野八郎著　160 元
13. 血型與你的一生　淺野八郎著　160 元
14. 趣味推理遊戲　淺野八郎著　160 元
15. 行為語言解析　淺野八郎著　160 元

・婦幼天地・電腦編號 16

1. 八萬人減肥成果　黃靜香譯　180 元
2. 三分鐘減肥體操　楊鴻儒譯　150 元
3. 窈窕淑女美髮秘訣　柯素娥譯　130 元
4. 使妳更迷人　成　玉譯　130 元
5. 女性的更年期　官舒妍編譯　160 元
6. 胎內育兒法　李玉瓊編譯　150 元
7. 早產兒袋鼠式護理　唐岱蘭譯　200 元
8. 初次懷孕與生產　婦幼天地編譯組　180 元
9. 初次育兒12個月　婦幼天地編譯組　180 元
10. 斷乳食與幼兒食　婦幼天地編譯組　180 元
11. 培養幼兒能力與性向　婦幼天地編譯組　180 元
12. 培養幼兒創造力的玩具與遊戲　婦幼天地編譯組　180 元
13. 幼兒的症狀與疾病　婦幼天地編譯組　180 元
14. 腿部苗條健美法　婦幼天地編譯組　180 元
15. 女性腰痛別忽視　婦幼天地編譯組　150 元
16. 舒展身心體操術　李玉瓊編譯　130 元
17. 三分鐘臉部體操　趙薇妮著　160 元
18. 生動的笑容表情術　趙薇妮著　160 元
19. 心曠神怡減肥法　川津祐介著　130 元
20. 內衣使妳更美麗　陳玄茹譯　130 元
21. 瑜伽美姿美容　黃靜香編著　180 元
22. 高雅女性裝扮學　陳珮玲譯　180 元
23. 蠶糞肌膚美顏法　坂梨秀子著　160 元
24. 認識妳的身體　李玉瓊譯　160 元
25. 產後恢復苗條體態　居理安・芙萊喬著　200 元
26. 正確護髮美容法　山崎伊久江著　180 元
27. 安琪拉美姿養生學　安琪拉蘭斯博瑞著　180 元
28. 女體性醫學剖析　增田豐著　220 元
29. 懷孕與生產剖析　岡部綾子著　180 元
30. 斷奶後的健康育兒　東城百合子著　220 元
31. 引出孩子幹勁的責罵藝術　多湖輝著　170 元
32. 培養孩子獨立的藝術　多湖輝著　170 元
33. 子宮肌瘤與卵巢囊腫　陳秀琳編著　180 元
34. 下半身減肥法　納他夏・史達賓著　180 元
35. 女性自然美容法　吳雅菁編著　180 元
36. 再也不發胖　池園悅太郎著　170 元

37. 生男生女控制術　中垣勝裕著　220 元
38. 使妳的肌膚更亮麗　楊　皓編著　170 元
39. 臉部輪廓變美　芝崎義夫著　180 元
40. 斑點、皺紋自己治療　高須克彌著　180 元
41. 面皰自己治療　伊藤雄康著　180 元
42. 隨心所欲瘦身冥想法　原久子著　180 元
43. 胎兒革命　鈴木丈織著　180 元
44. NS 磁氣平衡法塑造窈窕奇蹟　古屋和江著　180 元
45. 享瘦從腳開始　山田陽子著　180 元
46. 小改變瘦 4 公斤　宮本裕子著　180 元
47. 軟管減肥瘦身　高橋輝男著　180 元
48. 海藻精神秘美容法　劉名揚編著　180 元
49. 肌膚保養與脫毛　鈴木真理著　180 元
50. 10 天減肥 3 公斤　彤雲編輯組　180 元
51. 穿出自己的品味　西村玲子著　280 元

・青春天地・電腦編號 17

1. A 血型與星座　柯素娥編譯　160 元
2. B 血型與星座　柯素娥編譯　160 元
3. O 血型與星座　柯素娥編譯　160 元
4. AB 血型與星座　柯素娥編譯　120 元
5. 青春期性教室　呂貴嵐編譯　130 元
6. 事半功倍讀書法　王毅希編譯　150 元
7. 難解數學破題　宋釗宜編譯　130 元
9. 小論文寫作秘訣　林顯茂編譯　120 元
11. 中學生野外遊戲　熊谷康編著　120 元
12. 恐怖極短篇　柯素娥編譯　130 元
13. 恐怖夜話　小毛驢編譯　130 元
14. 恐怖幽默短篇　小毛驢編譯　120 元
15. 黑色幽默短篇　小毛驢編譯　120 元
16. 靈異怪談　小毛驢編譯　130 元
17. 錯覺遊戲　小毛驢編著　130 元
18. 整人遊戲　小毛驢編著　150 元
19. 有趣的超常識　柯素娥編譯　130 元
20. 哦！原來如此　林慶旺編譯　130 元
21. 趣味競賽 100 種　劉名揚編譯　120 元
22. 數學謎題入門　宋釗宜編譯　150 元
23. 數學謎題解析　宋釗宜編譯　150 元
24. 透視男女心理　林慶旺編譯　120 元
25. 少女情懷的自白　李桂蘭編譯　120 元
26. 由兄弟姊妹看命運　李玉瓊編譯　130 元
27. 趣味的科學魔術　林慶旺編譯　150 元
28. 趣味的心理實驗室　李燕玲編譯　150 元

29. 愛與性心理測驗　小毛驢編譯　130 元
30. 刑案推理解謎　小毛驢編譯　130 元
31. 偵探常識推理　小毛驢編譯　130 元
32. 偵探常識解謎　小毛驢編譯　130 元
33. 偵探推理遊戲　小毛驢編譯　130 元
34. 趣味的超魔術　廖玉山編著　150 元
35. 趣味的珍奇發明　柯素娥編著　150 元
36. 登山用具與技巧　陳瑞菊編著　150 元
37. 性的漫談　蘇燕謀編著　180 元
38. 無的漫談　蘇燕謀編著　180 元
39. 黑色漫談　蘇燕謀編著　180 元
40. 白色漫談　蘇燕謀編著　180 元

・健 康 天 地・電腦編號 18

1. 壓力的預防與治療　柯素娥編譯　130 元
2. 超科學氣的魔力　柯素娥編譯　130 元
3. 尿療法治病的神奇　中尾良一著　130 元
4. 鐵證如山的尿療法奇蹟　廖玉山譯　120 元
5. 一日斷食健康法　葉慈容編譯　150 元
6. 胃部強健法　陳炳崑譯　120 元
7. 癌症早期檢查法　廖松濤譯　160 元
8. 老人痴呆症防止法　柯素娥編譯　130 元
9. 松葉汁健康飲料　陳麗芬編譯　130 元
10. 揉肚臍健康法　永井秋夫著　150 元
11. 過勞死、猝死的預防　卓秀貞編譯　130 元
12. 高血壓治療與飲食　藤山順豐著　150 元
13. 老人看護指南　柯素娥編譯　150 元
14. 美容外科淺談　楊啟宏著　150 元
15. 美容外科新境界　楊啟宏著　150 元
16. 鹽是天然的醫生　西英司郎著　140 元
17. 年輕十歲不是夢　梁瑞麟譯　200 元
18. 茶料理治百病　桑野和民著　180 元
19. 綠茶治病寶典　桑野和民著　150 元
20. 杜仲茶養顏減肥法　西田博著　150 元
21. 蜂膠驚人療效　瀨長良三郎著　180 元
22. 蜂膠治百病　瀨長良三郎著　180 元
23. 醫藥與生活㈠　鄭炳全著　180 元
24. 鈣長生寶典　落合敏著　180 元
25. 大蒜長生寶典　木下繁太郎著　160 元
26. 居家自我健康檢查　石川恭三著　160 元
27. 永恆的健康人生　李秀鈴譯　200 元
28. 大豆卵磷脂長生寶典　劉雪卿譯　150 元
29. 芳香療法　梁艾琳譯　160 元

30. 醋長生寶典　柯素娥譯　180元
31. 從星座透視健康　席拉・吉蒂斯著　180元
32. 愉悅自在保健學　野本二士夫著　160元
33. 裸睡健康法　丸山淳士等著　160元
34. 糖尿病預防與治療　藤田順豐著　180元
35. 維他命長生寶典　菅原明子著　180元
36. 維他命C新效果　鐘文訓編　150元
37. 手、腳病理按摩　堤芳朗著　160元
38. AIDS瞭解與預防　彼得塔歇爾著　180元
39. 甲殼質殼聚糖健康法　沈永嘉譯　160元
40. 神經痛預防與治療　木下真男著　160元
41. 室內身體鍛鍊法　陳炳崑編著　160元
42. 吃出健康藥膳　劉大器編著　180元
43. 自我指壓術　蘇燕謀編著　160元
44. 紅蘿蔔汁斷食療法　李玉瓊編著　150元
45. 洗心術健康秘法　竺翠萍編譯　170元
46. 枇杷葉健康療法　柯素娥編譯　180元
47. 抗衰血癒　楊啟宏著　180元
48. 與癌搏鬥記　逸見政孝著　180元
49. 冬蟲夏草長生寶典　高橋義博著　170元
50. 痔瘡・大腸疾病先端療法　宮島伸宜著　180元
51. 膠布治癒頑固慢性病　加瀨建造著　180元
52. 芝麻神奇健康法　小林貞作著　170元
53. 香煙能防止癡呆？　高田明和著　180元
54. 穀菜食治癌療法　佐藤成志著　180元
55. 貼藥健康法　松原英多著　180元
56. 克服癌症調和道呼吸法　帶津良一著　180元
57. B型肝炎預防與治療　野村喜重郎著　180元
58. 青春永駐養生導引術　早島正雄著　180元
59. 改變呼吸法創造健康　原久子著　180元
60. 荷爾蒙平衡養生秘訣　出村博著　180元
61. 水美肌健康法　井戶勝富著　170元
62. 認識食物掌握健康　廖梅珠編著　170元
63. 痛風劇痛消除法　鈴木吉彥著　180元
64. 酸莖菌驚人療效　上田明彥著　180元
65. 大豆卵磷脂治現代病　神津健一著　200元
66. 時辰療法—危險時刻凌晨4時　呂建強等著　180元
67. 自然治癒力提升法　帶津良一著　180元
68. 巧妙的氣保健法　藤平墨子著　180元
69. 治癒C型肝炎　熊田博光著　180元
70. 肝臟病預防與治療　劉名揚編著　180元
71. 腰痛平衡療法　荒井政信著　180元
72. 根治多汗症、狐臭　稻葉益巳著　220元
73. 40歲以後的骨質疏鬆症　沈永嘉譯　180元

74. 認識中藥	松下一成著	180 元
75. 認識氣的科學	佐佐木茂美著	180 元
76. 我戰勝了癌症	安田伸著	180 元
77. 斑點是身心的危險信號	中野進著	180 元
78. 艾波拉病毒大震撼	玉川重德著	180 元
79. 重新還我黑髮	桑名隆一郎著	180 元
80. 身體節律與健康	林博史著	180 元
81. 生薑治萬病	石原結實著	180 元
82. 靈芝治百病	陳瑞東著	180 元
83. 木炭驚人的威力	大槻彰著	200 元
84. 認識活性氧	井土貴司著	180 元
85. 深海鮫治百病	廖玉山編著	180 元
86. 神奇的蜂王乳	井上丹治著	180 元
87. 卡拉 OK 健腦法	東潔著	180 元
88. 卡拉 OK 健康法	福田伴男著	180 元
89. 醫藥與生活(二)	鄭炳全著	200 元
90. 洋蔥治百病	宮尾興平著	180 元
91. 年輕 10 歲快步健康法	石塚忠雄著	180 元
92. 石榴的驚人神效	岡本順子著	180 元
93. 飲料健康法	白鳥早奈英著	180 元
94. 健康棒體操	劉名揚編譯	180 元
95. 催眠健康法	蕭京凌編著	180 元

・實用女性學講座・電腦編號 19

1. 解讀女性內心世界	島田一男著	150 元
2. 塑造成熟的女性	島田一男著	150 元
3. 女性整體裝扮學	黃靜香編著	180 元
4. 女性應對禮儀	黃靜香編著	180 元
5. 女性婚前必修	小野十傳著	200 元
6. 徹底瞭解女人	田口二州著	180 元
7. 拆穿女性謊言 88 招	島田一男著	200 元
8. 解讀女人心	島田一男著	200 元
9. 俘獲女性絕招	志賀貢著	200 元
10. 愛情的壓力解套	中村理英子著	200 元
11. 妳是人見人愛的女孩	廖松濤編著	200 元

・校園系列・電腦編號 20

1. 讀書集中術	多湖輝著	150 元
2. 應考的訣竅	多湖輝著	150 元
3. 輕鬆讀書贏得聯考	多湖輝著	150 元
4. 讀書記憶秘訣	多湖輝著	150 元

5. 視力恢復！超速讀術　江錦雲譯　180元
6. 讀書 36 計　黃柏松編著　180元
7. 驚人的速讀術　鐘文訓編著　170元
8. 學生課業輔導良方　多湖輝著　180元
9. 超速讀超記憶法　廖松濤編著　180元
10. 速算解題技巧　宋釗宜編著　200元
11. 看圖學英文　陳炳崑編著　200元
12. 讓孩子最喜歡數學　沈永嘉譯　180元
13. 催眠記憶術　林碧清譯　180元

・實用心理學講座・電腦編號 21

1. 拆穿欺騙伎倆　多湖輝著　140元
2. 創造好構想　多湖輝著　140元
3. 面對面心理術　多湖輝著　160元
4. 偽裝心理術　多湖輝著　140元
5. 透視人性弱點　多湖輝著　140元
6. 自我表現術　多湖輝著　180元
7. 不可思議的人性心理　多湖輝著　180元
8. 催眠術入門　多湖輝著　150元
9. 責罵部屬的藝術　多湖輝著　150元
10. 精神力　多湖輝著　150元
11. 厚黑說服術　多湖輝著　150元
12. 集中力　多湖輝著　150元
13. 構想力　多湖輝著　150元
14. 深層心理術　多湖輝著　160元
15. 深層語言術　多湖輝著　160元
16. 深層說服術　多湖輝著　180元
17. 掌握潛在心理　多湖輝著　160元
18. 洞悉心理陷阱　多湖輝著　180元
19. 解讀金錢心理　多湖輝著　180元
20. 拆穿語言圈套　多湖輝著　180元
21. 語言的內心玄機　多湖輝著　180元
22. 積極力　多湖輝著　180元

・超現實心理講座・電腦編號 22

1. 超意識覺醒法　詹蔚芬編譯　130元
2. 護摩秘法與人生　劉名揚編譯　130元
3. 秘法！超級仙術入門　陸明譯　150元
4. 給地球人的訊息　柯素娥編著　150元
5. 密教的神通力　劉名揚編著　130元
6. 神秘奇妙的世界　平川陽一著　200元

7.	地球文明的超革命	吳秋嬌譯	200 元
8.	力量石的秘密	吳秋嬌譯	180 元
9.	超能力的靈異世界	馬小莉譯	200 元
10.	逃離地球毀滅的命運	吳秋嬌譯	200 元
11.	宇宙與地球終結之謎	南山宏著	200 元
12.	驚世奇功揭秘	傅起鳳著	200 元
13.	啟發身心潛力心象訓練法	栗田昌裕著	180 元
14.	仙道術遁甲法	高藤聰一郎著	220 元
15.	神通力的秘密	中岡俊哉著	180 元
16.	仙人成仙術	高藤聰一郎著	200 元
17.	仙道符咒氣功法	高藤聰一郎著	220 元
18.	仙道風水術尋龍法	高藤聰一郎著	200 元
19.	仙道奇蹟超幻像	高藤聰一郎著	200 元
20.	仙道鍊金術房中法	高藤聰一郎著	200 元
21.	奇蹟超醫療治癒難病	深野一幸著	220 元
22.	揭開月球的神秘力量	超科學研究會	180 元
23.	西藏密教奧義	高藤聰一郎著	250 元
24.	改變你的夢術入門	高藤聰一郎著	250 元

・養 生 保 健・電腦編號 23

1.	醫療養生氣功	黃孝寬著	250 元
2.	中國氣功圖譜	余功保著	230 元
3.	少林醫療氣功精粹	井玉蘭著	250 元
4.	龍形實用氣功	吳大才等著	220 元
5.	魚戲增視強身氣功	宮　嬰著	220 元
6.	嚴新氣功	前新培金著	250 元
7.	道家玄牝氣功	張　章著	200 元
8.	仙家秘傳袪病功	李遠國著	160 元
9.	少林十大健身功	秦慶豐著	180 元
10.	中國自控氣功	張明武著	250 元
11.	醫療防癌氣功	黃孝寬著	250 元
12.	醫療強身氣功	黃孝寬著	250 元
13.	醫療點穴氣功	黃孝寬著	250 元
14.	中國八卦如意功	趙維漢著	180 元
15.	正宗馬禮堂養氣功	馬禮堂著	420 元
16.	秘傳道家筋經內丹功	王慶餘著	280 元
17.	三元開慧功	辛桂林著	250 元
18.	防癌治癌新氣功	郭　林著	180 元
19.	禪定與佛家氣功修煉	劉天君著	200 元
20.	顛倒之術	梅自強著	360 元
21.	簡明氣功辭典	吳家駿編	360 元
22.	八卦三合功	張全亮著	230 元
23.	朱砂掌健身養生功	楊永著	250 元

國家圖書館出版品預行編目資料

經脈美容法／月乃桂子著；林振輝譯
－二版－臺北市，大展，民 88
面；21 公分－（家庭醫學保健；49）
ISBN 957-557-883-X（平裝）
1. 按摩 2. 美容

413.912　　87014131

奇蹟活現 經脈美容法　　ISBN 957-557-883-X

著　　者／月乃桂子
譯　　者／林振輝
發 行 人／蔡森明
出 版 者／大展出版社有限公司
社　　址／台北市北投區（石牌）致遠一路 2 段 12 巷 1 號
電　　話／(02) 28236031・28236033
傳　　真／(02) 28272069
郵政劃撥／0166955—1
登 記 證／局版臺業字第 2171 號
承 印 者／國順圖書印刷公司
裝　　訂／嶸興裝訂有限公司
排 版 者／千兵企業有限公司
電　　話／(02) 28812643
初版 1 刷／1983年（民72年）5月
2 版 1 刷／1999年（民88年）1月

定　　價／200 元

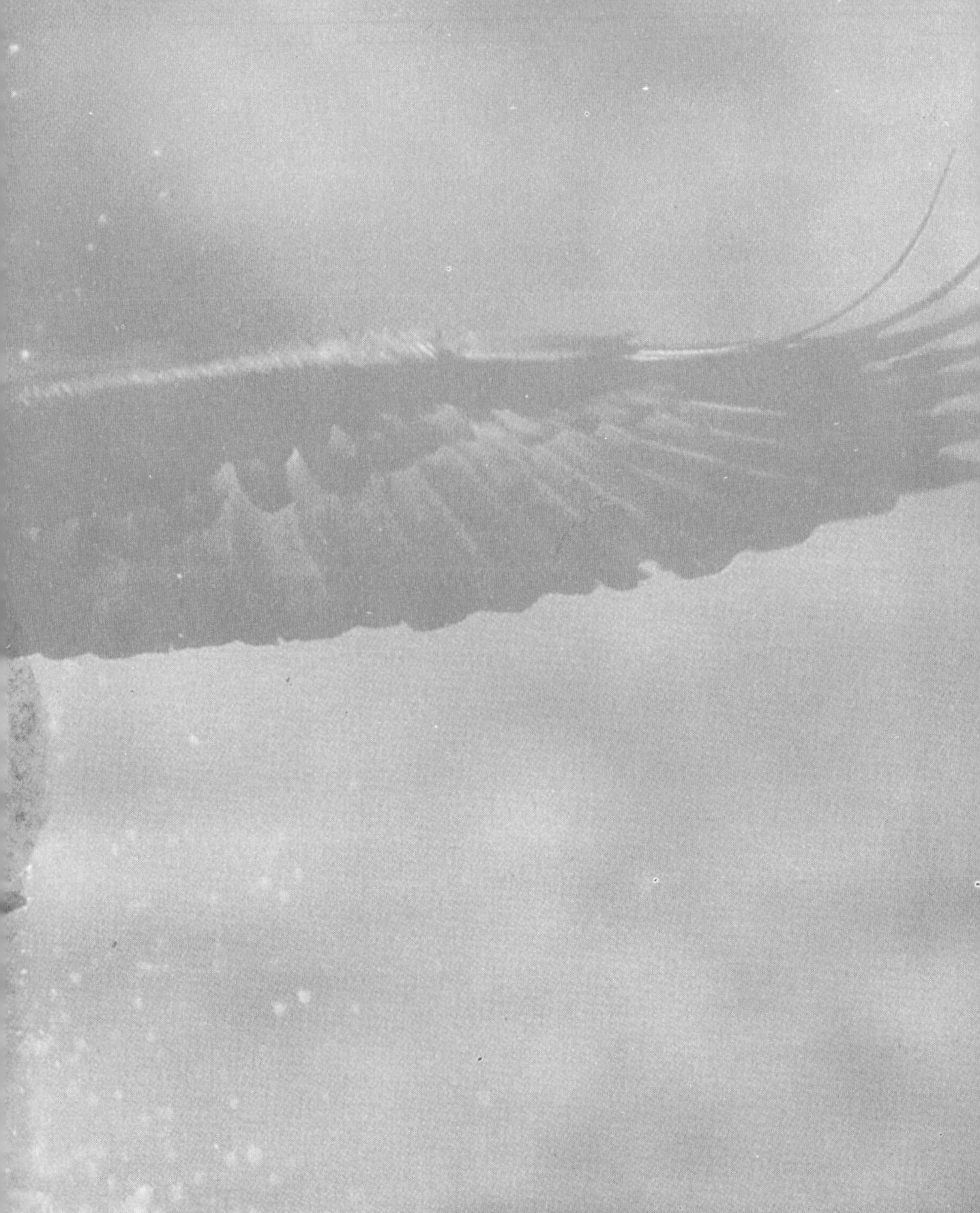

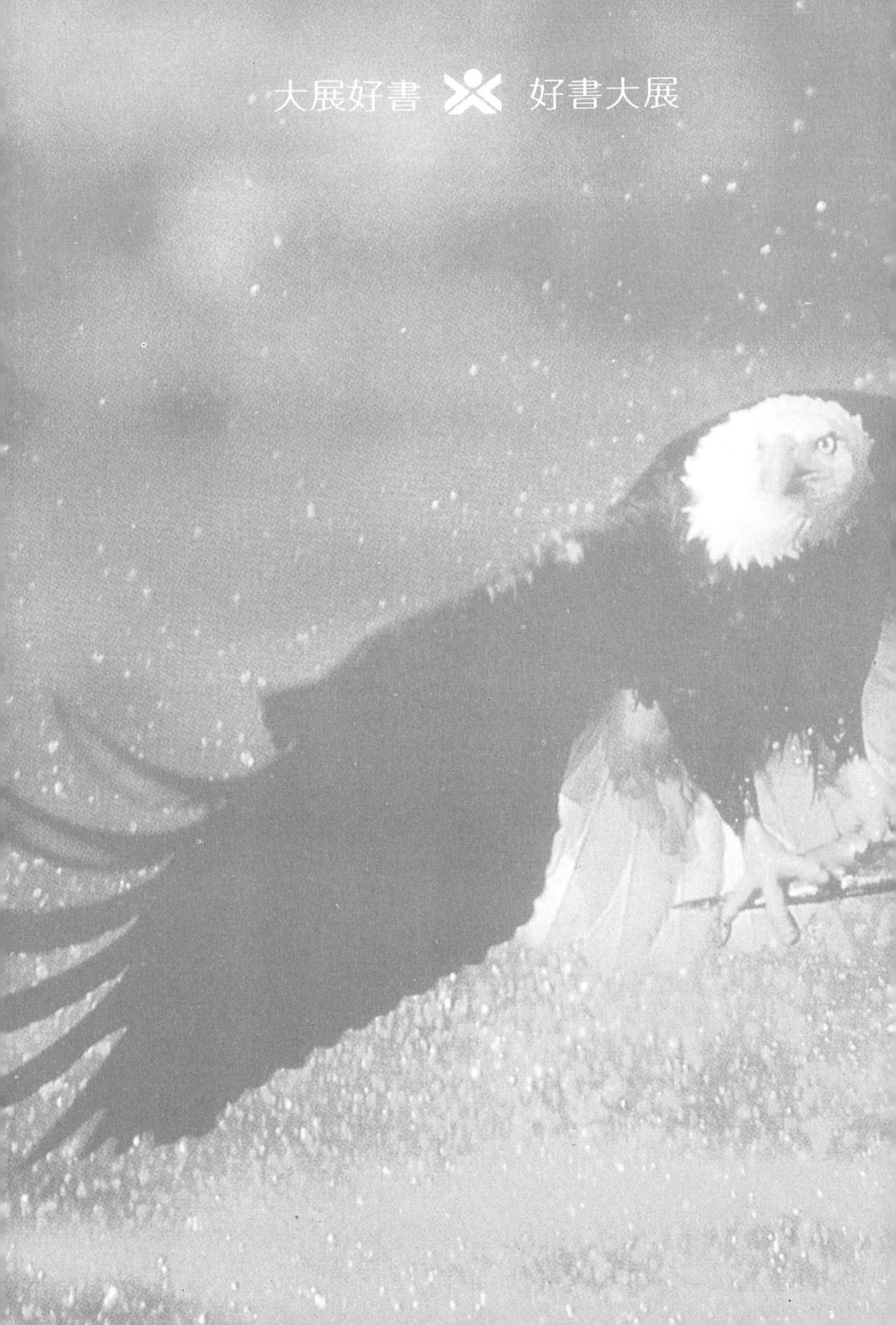
大展好書 好書大展